D0722948

Entre
sábanas

ROBIN
BOOK

Dr. Miguel Sira

Entre sábanas

Consejos prácticos para mejorar tus relaciones sexuales

sexualidad

ROBIN
BOOK

UN SELLO DE EDICIONES ROBINBOOK
información bibliográfica
Indústria, I I (Pol. Ind. Buvisa)
08329 – Teià (Barcelona)
e-mail: info@robinbook.com
www.robinbook.com

Diseño de cubierta: Regina Richling
Fotografía de cubierta: iStockphoto

ISBN: 978-84-9917-250-7
Depósito legal: B-15.660-2012

Reinbook Imprès, s.l
08750 Molins de Rei

Impreso en España – *Printed in Spain*

A mis pacientes, quienes me han dado la experiencia
y la motivación para escribir este libro.

Índice

1

Capítulo

Lo básico es conocer
nuestro funcionamiento
sexual

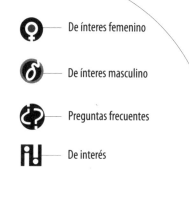

De ínteres femenino

De ínteres masculino

Preguntas frecuentes

De interés

Genitales femeninos
(Vagina, ovarios, trompas de Falopio y útero)

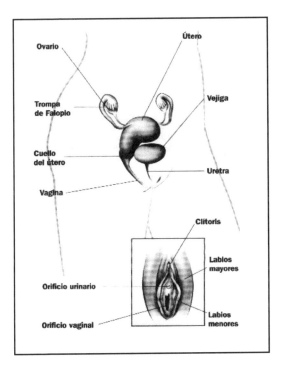

Vagina

La vagina es un canal que se abre entre los labios menores, se extiende dentro del cuerpo y se orienta hacia arriba, hacia la región baja de la espalda, el cerviz y el útero. Cuando la vagina no se halla en estado de excitación mide alrededor de 7 y 12 centímetros de largo y las paredes forman un conducto plano. A menudo se hace la analogía de un guante para ilustrar el espacio potencial real de la vagina, cuyas paredes pueden expandirse lo suficiente como para servir de canal de parto. La capa mucosa de la vagina carece de glándulas, aunque las secreciones mucosas del tejido uterino ayudan a veces a humedecer la vagina. La lubricación vaginal, que se presenta durante la excitación sexual, es producida por la vagina misma; sus paredes secretan un líquido mediante un proceso similar a la sudoración que se denomina *transudación*.

R+ Una mujer con músculos vaginales flojos y relajados en exceso, puede fortalecerlos mediante ejercicios adecuados (Clark, 1963; Witkin, 1980). Se le recomienda que contraiga los músculos vaginales como lo haría al contraer el esfínter uretral para detener una micción cuando esta ya ha empezado. Deberá repetirse una serie de 20 o más contracciones alternando con relajaciones de 10 veces al día. Después de un mes de practicar estos ejercicios, será notoria la diferencia en el tono muscular de la vagina. Estos ejercicios no quitan mucho tiempo y pueden hacerse mientras la mujer esta ocupada con sus actividades cotidianas. Las investigaciones científicas de cientos de mujeres que desarrollaron y fortalecieron los músculos vaginales mostraron que muchas de ellas experimentaron subsiguientemente elevación de la respuesta sexual y de placer con el coito. Estas observaciones han conducido a algunos investigadores a concluir que las terminaciones nerviosas propioceptivas de los músculos vaginales que son estimuladas por el pene durante el coito sean las responsables del "orgasmo vaginal" (Clark, 1969; Kegel, 1953).

Pregunta sobre la elasticidad de la vagina y el placer

Dr. Sira he tenido varias parejas con penes de diversos tamaños, siempre escuche a mis amigas decir que lo mejor era un hombre con el pene bien largo, pero cuando consigo un hombre con un pene de grandes dimensiones siempre me preocupa que pueda lastimarme, lo cual hace molesta esa relación sexual. ¿Considera usted que el tamaño del miembro de un hombre influye en el placer de la mujer durante el coito? Isabel, 23 años, Puerto La Cruz.

La mayor sensibilidad del conducto vaginal se halla en la parte externa (hablaré de la relación heterosexual con coito de pene y vagina, pues las inquietudes por el tamaño se relacionan a menudo con esta maniobra para alcanzar el orgasmo), aun cuando algunas mujeres encuentran que la presión y el estiramiento profundo en la vagina son placenteros, este no es el requisito común del placer sexual femenino. En realidad, quizá algunas mujeres encuentren la penetración profunda como algo doloroso, en particular si es muy fuerte. Existe una explicación fisiológica para el dolor o la incomodidad que siente una mujer durante la penetración profunda. Puesto que los ovarios y los testículos se originan de la misma fuente de tejido embrionario, comparten algo de la misma sensibilidad. Si el pene golpea en el cuello uterino y hace que el útero se desacomode ligeramente, éste puede a su vez sacudir un ovario. La sensación resultante es algo parecido a la experiencia dolorosa de recibir un golpe en los testículos. El estiramiento intenso de los ligamentos uterinos también se ha asociado con el dolor por la penetración profunda: sin embargo algunas mujeres encuentran que el estiramiento lento de estos mismos ligamentos es muy placentero. Por esta razón el hombre debe ser considerado con la mujer durante la relación sexual. Si uno o ambos miembros de la pareja desea una penetración más profunda o fuerte, pueden experimentarla intensificando en forma gradual sus movimientos coitales.

Ovarios

Los ovarios son los órganos que producen los óvulos, son homólogos a los testículos del hombre. Las hormonas ováricas contribuyen al deseo sexual de la mujer, pero primordialmente preparan y mantienen al útero para la implantación del óvulo fecundado. Localizados a ambos lados del útero, los ovarios son cuerpos de color rosado- grisáceo con aproximadamente el tamaño y peso de una almendra con cáscara. Dentro de cada ovario hay numerosas vesículas redondas llamadas folículos. Cada folículo alberga a un oocito (óvulo en la etapa temprana de desarrollo). Alrededor del séptimo mes de vida de un feto de sexo femenino hay aproximadamente 7 millones de folículos en sus ovarios (Baker, 1972). Al nacer, la mayoría se desintegran, dejando 200.000 a 400.000 folículos en cada ovario (C.W. OID,

1964). Con el crecimiento del cuerpo, aparece el desarrollo y las secreciones hormonales subsiguientes; algunos oocitos empiezan a madurar transformándose en óvulos maduros, marcando el principio de la pubertad. En la pubertad el número de los oocitos quizá haya disminuidos de 100.000 a 200.000, disminuyendo continuamente la cantidad durante los años reproductivos de la mujer.

N Cada mes, más o menos la mitad del ciclo menstrual de la mujer físicamente madura, se rompe un folículo, liberando el óvulo al interior de la cavidad peritoneal. Este proceso se conoce como ovulación. (Quizá 20 folículos maduran al grado de estar listos para la ovulación. Sin embargo, debido a las hormonas gonadatrópicas circulantes, sólo uno de estos folículos se revienta; los demás degeneran.) Debido a que la mujer promedio es fértil cerca de 35 años y ovula 13 veces cada año, puede observarse que sólo de 400 a 500 de los muchos miles de oocitos se liberan. Los numerosos folículos primitivos sirven para un propósito a pesar de que sólo alcanzan una cierta etapa de desarrollo y luego se desintegran, ya que antes de degenerar constituyen una fuente importante de hormonas femeninas.

Trompas de Falopio

Son 2 conductos y le deben su nombre a Grabiello Fallopius, 1523—1562. Cada una de las trompas uterinas mide alrededor de 10 cm. de longitud y se halla suspendida sobre un ligamento, el cual permite a cada trompa que se extienda hasta el ovario. En una de las trompas de Falopio convergerá el óvulo, sitio donde ocurrirá la fertilización del óvulo.

Útero

El útero o matriz es un órgano hueco, de paredes musculares gruesas, con forma parecida a una pera. Su diámetro en el fondo uterino mide 6,5 x 5 cm. Se estrecha a un diámetro de 2,5 cm. en la cérvix y tiene una longitud alrededor de 8 cm. Situado en la cavidad pélvica, entre la vejiga urinaria y el recto, cuelga un poco por debajo de las trompas de Falopio, y entre ambas. Se observan contracciones uterinas durante la fase del orgasmo de la mujer (Masters y Jhonson 1961) y durante la menstruación, provocando calambres en algunas mujeres. Alrededor de 0.8 a 1.3 cm. del cuello uterino se proyectan dentro de la vagina, creando un puente para el paso de espermatozoides hacia el lugar donde encuentran al óvulo.

Genitales externos
(Vulva, monte de Venus, labios mayores y menores, clítoris, vestíbulo, periné)

Vulva

La vulva engloba las estructuras de los genitales externos de la mujer: el vello, los pliegues cutáneos y las aberturas urinarias y vaginales. Vulva es el término que empleamos para referirnos a los genitales externos femeninos.

Monte de Venus

El término monte de Venus tiene su origen en el latín mons veneris, Venus era la diosa romana del amor y la belleza. El monte de Venus, o pubis, es el área que cubre el hueso púbico. Durante la pubertad, el monte de Venus se cubre de vello y varía en color, textura y espesor de una mujer a otra. Durante la excitación sexual, el vello púbico mantiene el aroma que acompaña las secreciones vaginales y esto se suma al placer erótico sensorial.

Labios mayores

Los labios mayores, o labios externos, se extienden hacia abajo desde el monte de Venus a cada lado de la vulva. Comienzan junto al muslo y se adentran, rodeando a los labios menores y las aberturas de la uretra y la vagina. La parte externa de los labios mayores está cubierta de vello púbico; por el contrario, sus partes internas, junto a los labios menores, se hallan desprovistas de vello. La piel de los labios mayores por lo general es más oscura que la piel de los muslos.

Labios menores

Los labios menores, o labios internos, se ubican dentro de los labios externos y a menudo sobresalen de ellos. Son pliegues cutáneos desprovistos de vello que se unen en el capuchón del clítoris, y se extienden hacia abajo, más allá de las aberturas urinaria y vaginal. Contienen glándulas sudoríparas y sebáceas, vasos sanguíneos importantes y terminales nerviosas.

Clítoris

Se puede palpar el cuerpo del clítoris bajo el prepucio que lo cubre. A diferencia del pene, el clítoris no cuelga libremente, sólo está expuesto su glande. Contiene dos cuerpos cavernosos los cuales son estructuras esponjosas y eréctiles. A menudo el glande no es visible bajo el capuchón del clítoris pero puede apreciarse si la mujer separa suavemente los labios menores y retrae el capuchón. Las mujeres por lo general estimulan esta área con el capuchón de por medio para evitar la estimulación directa, que puede ser muy intensa. El único propósito del clítoris es la excitación.

El vestíbulo

El vestíbulo es el área de la vulva que está dentro de los labios menores; abundante en vasos sanguíneos y terminales nerviosas, sus tejidos son sensibles al tacto. (En términos arquitectónicos, la palabra vestíbulo alude a la entrada de una casa.) Tanto la abertura urinaria como la vaginal se ubican dentro del vestíbulo.

La abertura de la vagina, llamada *introito*, se ubica entre la abertura urinaria y el ano. Cubriendo en forma parcial el introito hay un pliegue de tejido, que se halla presente por lo general al nacer, al que se le denomina *himen*, y que permanece intacto comúnmente hasta el primer coito. La palabra *virgen* designa al hombre o la mujer que no ha tenido relaciones sexuales. En el pasado reciente, la palabra se aplicaba por lo general sólo a las mujeres, y se refería especialmente al himen. La mayoría creía que esa membrana permanecía hasta que la mujer tenía su primera relación sexual, y entonces se "rompía". Según los mitos, ese dramático acontecimiento estaba acompañado por cierto dolor y sangramiento. Durante algunos periodos históricos (e incluso ahora en algunas civilizaciones), se exigía a la nueva familia de la novia que exhibiera las sábanas que se habían usado la noche de bodas; las sábanas manchadas con sangre se consideraban la prueba fehaciente de la virginidad de la novia.

Ahora sabemos que la membrana comienza a desaparecer poco después del nacimiento, y que continúa en proceso de desaparición durante la niñez y la adolescencia. Si el mito de la membrana intacta hasta la noche de bodas fuera verdad, ninguna mujer podría menstruar hasta su boda porque el flujo menstrual quedaría retenido por el himen. La falta de sangre en las sábanas la noche del casamiento o el primer coito libre de dolor no indican que la mujer haya tenido relaciones sexuales con anterioridad. A este respecto, en una investigación se descubrió que el 25% de las mujeres informó no haber sufrido dolor en la primera relación sexual, el 40% reportó un dolor moderado y el 33% un dolor fuerte. Las mujeres que experimentaron dolor durante su primera relación sexual eran más jóvenes que las que no lo padecieron, poseían valores sexuales más conservadores, tenían a menudo sentimientos negativos respecto de su pareja y de la relación sexual con ella, y más a menudo esperaban no sufrir dolor (Weis, 1983).

Sin embargo, existen mujeres en las cuales el himen es tan grueso que no se rompe con facilidad durante la relación sexual, y entonces llega a ser necesario que un médico haga una ligera incisión mediante cirugía. Hay casos aislados en los que un himen no perforado llega a cubrir por completo la abertura vaginal y esto hace que el flujo menstrual se acumule dentro de la vagina. Cuando se descubre esta condición, el médico debe proceder a abrir el himen mediante un corte. Por lo general, sin embargo, la abertura de la vagina se encuentra libre en parte y es lo suficientemente flexible como para que se inserten tampones antes de la ruptura del himen (Pokorny, 1997) si bien es raro, es posible que una mujer se embarace aun con el himen intacto y sin haber experimentado penetración del pene. Basta con colocar semen en los labios menores para que el esperma se deslice hacia el interior de la vagina y fecunde al óvulo. Por lo tanto, a no ser que el embarazo sea deseado, el jugueteo sexual de frotamiento del pene contra la vulva debe evitarse a menos que se utilicen métodos anticonceptivos.

El periné es un área de piel suave entre la abertura de la vagina y el ano y su tejido está provisto de terminales, por lo que es sensible al tacto.

Genitales masculinos

Genitales internos
(Próstata, conductos eyaculadores y glándulas de Cowper)

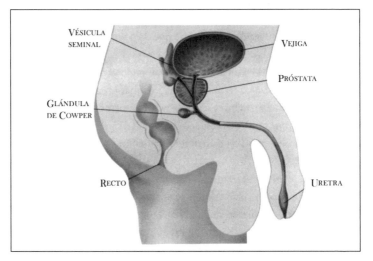

Próstata

Inmediatamente por debajo de la vejiga urinaria, yace la glándula prostática. Es un cuerpo firme, que pesa alrededor de 20g y está formada por tejido muscular parcialmente glandular. La próstata madura está en un continuo estado de actividad; parte de su secreción se vierte con la orina, mientras que el resto constituye una gran porción de las eyaculaciones.

La porción de secreción prostática descargada en el momento de la eyaculación es un líquido muy alcalino, lechoso, que contiene muchas sustancias, incluyendo proteínas, calcio, ácido cítrico y colesterol y numerosas enzimas y ácidos (Mann, 1954). La alcalinidad de la secreción aparentemente sirve para que el espermatozoide se desplace en zonas ácidas con un paso rápido, ya que, por ejemplo, el ácido del líquido vaginal destruiría fácilmente a los espermatozoides, aunque estuviese muy poco tiempo en contacto con ellos.

Conductos eyaculatorios

La próstata rodea a los conductos eyaculatorios, los cuales almacenan parcialmente al semen hasta que es eyaculado. El líquido seminal o (semen) está formado por espermatozoides y secreciones del epidídimo, vesículas seminales, glándula prostática y glándulas de Cowper (glándulas bulbo uretrales). Debe señalarse que la sustancia del líquido seminal varía de hombre a hombre y que es de esperarse variaciones en el líquido de un solo individuo. A veces el líquido es espeso y casi gelatinoso, mientras que otras es claro y delgado, casi acuoso, siendo el determinante, por lo general, la frecuencia de las eyaculaciones de dicho individuo en particular. El semen coagula poco después de la eyaculación, pero se licua 20 minutos después (Clark, 1965).

La cantidad promedio de eyaculación es de 4 mililitros. En función de las proteínas y grasas contenidas en el semen, la eyaculación promedio representa quizá un valor calórico menor de 36 calorías. Por lo tanto, es convincente la evidencia, que una eyaculación normal no puede en forma alguna "debilitar" a un hombre (Clark 1969) como lo han afirmado los entrenadores en un esfuerzo por hacer que los atletas se vayan a la cama (solos) a las 8 de noche un día antes de la competencia.

Glándulas de Cowper

Las glándulas de Cowper son dos estructuras en forma de guisantes situadas debajo de la próstata, en cada lado de la base del pene; junto con las vesículas seminales y la próstata, integran las glándulas reproductoras accesorias del hombre. Durante la excitación sexual, las glándulas de Cowper secretan un líquido alcalino que lubrica y neutraliza la acidez de la uretra para el paso rápido y seguro del semen. Este líquido delgado puede observarse en la abertura de la uretra y en el glande durante la excitación sexual y antes de la eyaculación. Este líquido habitualmente no contiene espermatozoides, pero algunos logran pasar al mismo. Por lo tanto, es muy importante saber que una mujer se embarace por la penetración exclusiva del pene, aun cuando el hombre no hubiese eyaculado.

Genitales externos
(Pene y testículos)

Pene

El pene es un órgano cilíndrico compuesto en su mayoría por tejido eréctil. Durante la excitación sexual este tejido se llena de sangre, poniéndo erecto y duro al pene. En el adulto, el pene promedio tiene un tamaño de 6,4 centímetros a 10 centímetros de longitud en estado flácido, un poco mas de 2,5 centímetros de diámetro y alrededor de 9 centímetros de circunferencia; por supuesto que el tamaño varía considerablemente de hombre a hombre. En estado de erección, el pene promedio se extiende de 9 centímetros a 15 centímetros en longitud con un diámetro de 4 centímetros y alrededor de 11,5 centímetros de circunferencia; nuevamente el tamaño del pene erecto muestra variación considerable de hombre a hombre.

Hay poca relación entre el tamaño de un pene flácido y su tamaño cuando está en erección. Y existe aun una menor relación entre el tamaño del pene y el tamaño del cuerpo, a diferencia de las dimensiones de otros órganos y el tamaño del cuerpo (Masters y Johnson, 1966). También vale la pena mencionar que el tamaño del pene no se relaciona con la forma corporal, el peso, la anchura de los dedos, la raza o cualquier otro factor (Money y colaboradores, 1984). Las medidas del pene erecto, perfectamente funcional pueden fluctuar desde 5 centímetros en un hombre hasta 25 centímetros en otro, pero eso no quiere decir que uno sea menos capaz que el otro en cuanto a rendimiento durante el coito. Resulta interesante que Comfor (1980) haya observado que los hombres piensan que el tamaño del pene es de suma importancia para las mujeres; sin embargo, estas tienden a reportar otros atributos físicos del hombre, como piernas o caderas, los cuales les resultan más atractivos.

El pene erecto tiene forma triangular (invertida) debido a que la diáfisis está constituida por tres cuerpos cilíndricos esponjosos, compuesto por tejido eréctil: dos cuerpos mayores encima y un cuerpo menor abajo. Los dos cuerpos superiores se denominan cuerpos cavernosos del pene y el cuerpo aislado de abajo, es el cuerpo esponjoso. Este aloja a la uretra, la cual lo recorre en toda su longitud. Hay arterias de grueso calibre que alimentan de sangre al tejido eréctil esponjoso en especial en la parte superior. Conforme las estructuras esponjosas del pene se llenan con sangre, va poniéndose erecto. Se pierde la erección cuando la sangre abandona al pene mediante la circulación venosa, la cual es más rápida que la circulación arterial.

El glande (del latín *glans*: bellota), es la cabeza del pene o extremo terminal del mismo. Es la estructura más excitable y sensible desde el punto de vista sexual de todo el cuerpo del hombre. Su superficie está atravesada por terminaciones nerviosas, especialmente en la corona, puente en el borde posterior del glande, donde este desciende para unirse con la diáfisis del pene. La corona, particularmente en el frenillo, constituye una fuente de placer sexual y de excitación cuando es estimulada adecuadamente. El glande es una continuación del cuerpo esponjoso. En su punta hay un meato que es la abertura externa de la uretra.

La diáfisis del pene está cubierta por una piel laxa, que se continúa con la del escroto. Esta laxitud de la piel permite el movimiento libre y erección completa cuando el pene se elonga y crece al ingurgitarse con sangre. Cerca de la punta del pene, la piel ya no esta adherida al órgano directamente, sino que circunda el glande colgando. Este pliegue de piel que cubre al glande, pero que puede retraerse, se denomina prepucio. Está adherido al glande mediante una banda de tejido situada en la superficie inferior del mismo la cual se denomina frenillo.

Pregunta sobre el tamaño del pene

Hola Dr. Sira, mido 1 metro y 85 centímetros de estatura, y muchas de mis amigas suponían que con esa estatura yo debería tener un pene más grande de lo que en realidad lo tengo. Cuando era adolescente era un problema en los vestidores de mi colegio porque en estado de flaccidez lo que se veían eran los testículos y la cabeza de mi pene y eso me apenaba delante de mis compañeros, sin embargo cuando se pone duro sé que mi pene tiene un buen tamaño. Eso me hace entrar en conflicto por mucho tiempo. ¿Qué puedo hacer ahora? Ángel, 25 años, Valencia.

Debido a la falta de información en el área sexual, una gran cantidad de hombres se encuentran insatisfechos con el tamaño de su pene, y esto es debido a la falsa creencia de que la mujer tendrá mayor placer si su pareja tiene un pene de gran tamaño. Como sociedad, nos suele impresionar en forma excesiva el tamaño y la cantidad. Los automóviles grandes son mejor que los compactos. En la sexualidad eso no es aplicable. Es innegable que algunas manifestaciones artísticas, como la literatura, la pintura, la escultura y el cine, no hagan más que perpetuar esta obsesión por los grandes penes. El resultado de toda esta concentración en el tamaño del pene es que los hombres llegan a ver la dimensión como un atributo importante en la definición de su masculinidad o su valor como amantes. Entonces si el hombre considera que tiene un pene pequeño, su funcionamiento sexual puede verse afectado por una minimización de su imagen corporal y hasta de sus habilidades. Debo mencionar que los penes pequeños en estado flácido, tienden a aumentar del doble al triple de su tamaño en estado de erección mientras que los penes que se ven grandes en estado de flaccidez solo aumentan el doble al erectarse.

Testículos

Los testículos son cuerpos ovoides que varían en tamaño, pero en el adulto miden alrededor de 4 centímetros de longitud y 2,5 centímetros de diámetro. El escroto, cavidad donde se alojan, está apoyado en músculo y tejido especial que actúan regulando la temperatura de las gónadas. Habitualmente la temperatura escrotal es ligeramente inferior que la del cuerpo. Esta temperatura inferior es necesaria para la reproducción de los espermatozoides. Los músculos y tejidos de apoyo sirven para contraer el escroto cuando la temperatura externa es baja, acercando en esta forma los testículos al cuerpo caliente. Se relajan cuando la temperatura es elevada, descendiendo los testículos y alejándose del cuerpo.

Cada testículo tiene dentro alrededor de 250 lóbulos o compartimientos que contienen a su vez 1 a 3 túbulos seminíferos (Netter, 1961). La longitud combinada de los túbulos de ambos testículos mide varios cientos de metros. Las paredes de los túbulos están recubiertas por tejido germinal y es aquí donde la formación de los espermatozoides tiene lugar en el proceso de maduración conocido como espermatogénesis.

Los túmulos seminíferos, alrededor de 1.000 en cada testículo convergen en una estructura central denominada red testicular (red de vasos de los testículos), la cual está localizada cerca de la superfície en la porción alta del testículo. Esta red de tubos, fibras y vasos se vacía en alrededor de 10 a 15 conductos eferentes, mediante los cuales los espermatozoides son movilizados a través de movimientos peristálticos (ondas sucesivas de contracción) hacia el epidídimo. El epidídimo es una hinchazón insertada en cada testículo por dentro de un tubo compacto enrollado de 6 m aproximadamente de longitud que sirve como cámara de maduración. Aquí permanece el esperma para madurar hasta por 6 semanas, tiempo durante el cual, son nutridos por su epitelio. Aquellos espermatozoides menos aptos para sobrevivir y resistir el largo camino que les espera, se amontonan en el centro del cúmulo, donde se reabsorben. Por lo tanto, el epidídimo funciona también como una cámara de selección.

Los espermatozoides son transportados por acción ciliar dentro del epidídimo hacia un minúsculo conducto colector, el conducto deferente. Este túbulo minúsculo con alrededor de 46 centímetros de longitud se origina en el extremo terminal del epidídimo y asciende hacia la cavidad abdominal. Ahí no solo sirve como un pasaje del esperma, sino también como un lugar de almacenamiento particularmente en su extremo superior donde se ensancha en una ampolla. La ampolla se une con la vesícula seminal, en el entronque que se abre en la próstata.

Para calcular el tamaño de un espermatozoide, se tiene que considerar que debe recorrer 500 veces su longitud con el fin de avanzar 2,5 cm. (*Historia del espermatozoide*, 1965). Los espermatozoides maduros, los cuales fueron identificados por vez primera bajo el microscopio desde el año 1677, tienen escasa movilidad cuando se mezclan con el líquido prostático para formar el semen. Los espermatozoides son transportados por los movimientos ciliares y peristálticos de los diferentes túbulos por donde pasan hacia las dos vesículas seminales, de donde saldrán directo al exterior pasando por la uretra prostática primero y luego a la uretra propiamente dicha.

Auto examen genital femenino

Nacemos con curiosidad por nuestro cuerpo. De hecho, la conciencia y exploración personal de nuestro físico son pasos importantes en el desarrollo infantil. Sin embargo, lamentablemente muchos de nosotros recibimos un condicionamiento negativo respecto de las partes sexuales del cuerpo desde la temprana infancia. Aprendemos a pensar en los genitales como lo "intimo" que hay "allí abajo" que no debe considerarse, tocarse o disfrutarse. Es común pues que la gente reaccione con incomodidad ante la sugerencia de un auto examen genital.

Este ejercicio de exploración personal puede contribuir a que usted tenga una mayor conciencia de sus genitales. Quizás algunas lectoras optarán por leer el ejercicio pero no lo realizarán, otras quizás prueben algunos o todos los pasos. Si elige la exploración, es probable que experimente algunas sensaciones. Hay quienes se sienten interesadas en dedicarse algo de tiempo; también las hay quienes encuentren difícil concentrarse en la experiencia en lugar de pensar en las preocupaciones de la vida diaria. Sin embargo, aun cuando el ejercicio puede ser placentero para algunas y no para otras, ofrece la oportunidad, ante todo, de que las lectoras aprendan de sí mismas, de su cuerpo y acerca de sus sensaciones.

Para empezar con el examen, consiga un espejo de mano, quizá en combinación con otro de cuerpo entero, para que observe sus genitales desde distintos ángulos y posiciones: de pie, sentada y recostada. Cuando esté revisándose, trate de tomar conciencia de cualquier sensación que experimente sobre su anatomía genital. Todas las mujeres poseen las mismas partes, pero los matices, el color, la forma y la textura varían de una a otra.

Además de examinarse en forma visual, utilice los dedos para explorar las diferentes superficies de sus genitales. Concéntrese en las sensaciones producidas por las distintas formas de contacto. Advierta cuáles son las áreas más sensibles y cómo varía la naturaleza de la estimulación de un lugar a otro. El propósito principal de realizar este ejercicio es explorar, no excitarse sexualmente. No obstante, si se excita durante la autoexploración, tal vez sea capaz de notar los cambios de sensibilidad, que aparecen con la excitación de las diferentes regiones cutáneas.

El auto examen genital sirve para otro propósito además de ayudarnos a sentirnos más a gusto con nuestra anatomía y sexualidad. Los auto exámenes periódicos, en particular de los genitales, contribuyen a aumentar el cuidado médico rutinario. Para que la autoexaminación sea más eficaz, hágala de manera regular al menos una vez al mes: con frecuencia las personas que conocen lo que es normal en su cuerpo pueden detectar pequeñas modificaciones y buscar atención médica con prontitud. Los problemas por lo general exigen un tratamiento menos largo cuando se detectan pronto. Si descubre algún cambio, consulte de inmediato a su médico.

LO BÁSICO DE NUESTRO FUNCIONAMIENTO SEXUAL
¿Sábes qué pasa en tu cuerpo mientras haces el amor?

Son las 8 de la noche en casa de Carla, Eduardo alquiló una película de esas que están de moda esa misma tarde, y en estos momentos se encuentran disfrutando de la misma sentaditos muy cercanos en un sofá. ¡Qué bien la pasamos juntos! se dicen uno al otro... Pero a medida que va transcurriendo el tiempo se dan cuenta que no se pueden concentrar en la película, a causa de una serie de cambios que están ocurriendo en sus cuerpos luego de unos besos románticos y algunas caricias tímidas que se dejan rodar entre sus piernas. Sus respiraciones se han ido acelerando y sus corazones laten tan rápido y fuerte que parece que se van a salir de sus pechos. Ella siente que su vagina ha comenzado a humedecerse y él se da cuenta que su pene ha comenzado a aumentar de dimensiones... ¿Pero, qué está pasando? Todo es parte de lo que los sexólogos llamamos el ciclo de la respuesta sexual, que acontece tanto en las mujeres como en los hombres, y que les detallaré a continuación.

El ciclo de respuesta sexual en la mujer

Lo que Carla o cualquier mujer puede sentir durante una relación sexual lo podemos dividir en 5 fases: deseo, excitación, meseta, orgasmo y resolución.

Fase de deseo

Esta fase es indispensable para comenzar una relación sexual. Dos personas pueden comenzar esta fase gracias a los estímulos sensoriales, por ejemplo, cómo se siente la piel de una mujer al tocarla, cómo huele mi pareja, o por la voz de esa persona. El interés va creciendo y se comienza a sentir la necesidad del contacto sexual con esa persona. Cuando hablamos de deseo, nos referimos a querer mantener un contacto sexual con otra persona o el querer masturbarse, aunque hay mujeres que dicen no tener deseo sexual en un momento dado pero si su pareja las estimula ellas responden. Desde este punto se puede pasar a la segunda fase, es decir la excitación sexual, que es la manera como el cuerpo responde al deseo.

Fase de excitación

La excitación es consecuencia de la estimulación sexual, que puede ser física, psicológica o una combinación de ambas. Las respuestas sexuales se asemejan a otros procesos fisiológicos, en la medida que puedan desencadenarse, no sólo mediante contacto físico directo, sino a través del olfato, la vista, el pensamiento o las emociones. Esta fase se correlaciona con el momento de los besos y caricias.

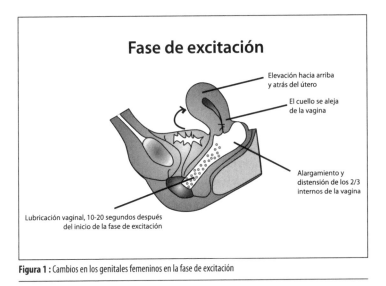

Fase de excitación

Elevación hacia arriba y atrás del útero

El cuello se aleja de la vagina

Alargamiento y distensión de los 2/3 internos de la vagina

Lubricación vaginal, 10-20 segundos después del inicio de la fase de excitación

Figura 1 : Cambios en los genitales femeninos en la fase de excitación

Cambios de los genitales en la fase de excitación

•   **Cambios en la vagina:** A medida que se va desarrollando la excitación, ocurre la dilatación y alargamiento de la vagina, estando limitados estos procesos a las dos terceras partes del conducto. El alargamiento vaginal es tal que aumenta un 25% más, con relación a las dimensiones que tenía antes de la estimulación.

•   **Cambios en cuanto a la lubricación vaginal:** La primera señal de excitación sexual en la mujer es la aparición de la lubricación vaginal, que se inicia de 10 a 30 segundos después del inicio de la estimulación sexual. La causa de la lubricación vaginal es desencadenada por la vasoconstricción de las paredes vaginales, que provoca el paso de fluido a través del revestimiento de la vagina, en un proceso llamado *transudación*. La secreción vaginal se presenta primero en forma de pequeñas gotas aisladas que fluyen en sucesión, y que acaban por humedecer toda la vagina. En la fase inicial de la excitación sexual, la cantidad de fluido es a veces tan escasa que ni la mujer ni su compañero lo notan. La densidad, cantidad y olor de la lubricación vaginal varían mucho de una mujer a otra y, en una misma mujer, de un momento a otro. La lubricación facilita la penetración del pene y la suavidad del movimiento de empuje, a la vez que impide que la mujer sienta incomodidad o molestias durante el acto.

• **Cambios en la vulva:** La vulva adquiere un tinte púrpura intenso, conforme continúa la excitación. La vasocongestión provoca un aumento en el tamaño de la vulva, y si la estimulación persiste por un período prolongado a través de esta fase y la siguiente, puede haber aumentado el doble o el triple del tamaño.

• **Cambios del útero:** A medida que emergen las fases de excitación y de meseta, todo el útero se eleva hacia la parte baja del abdomen, produciendo una dilatación o efecto de cúpula, en las dos terceras partes internas de la vagina.

• **Cambios del clítoris:** El clítoris crece, aunque este aumento puede no ser descubierto a simple vista, y continua aumentando durante toda la estimulación sexual. La estimulación directa del clítoris produce un crecimiento más rápido y pronunciado que la estimulación indirecta mediante fantasías, manipulación de los senos u otros métodos.

• **Cambios de los labios mayores y menores:** Los labios mayores se adelgazan, se aplanan, y se elevan ligeramente hacia arriba y afuera, retirándose de la abertura vaginal, al congestionarse de sangre aumentan al doble o triple de su tamaño normal. Los labios menores también empiezan a aumentar de tamaño, creciendo finalmente al doble o triple de su espesor normal.

• **Cambios de las mamas:** a medida que la tensión sexual aumenta, los pezones se tornan rígidos, a consecuencia de las contracciones de sus pequeñas fibras musculares. La sangre venosa es atrapada en las glándulas mamarias, aumentando de tamaño aproximadamente en 25%, al final de esta fase. Las areolas se hinchan en forma considerable. Las venas de las mamas se vuelven visibles, formando el llamado "árbol vascular".

Cambios en piel, músculos, presión arterial y frecuencia cardíaca

• **Cambios en piel:** Alrededor del 75% de las mujeres sexualmente estimuladas desarrollan un enrojecimiento de la piel, conocido como enrojecimiento sexual, comienza en la región del estómago y garganta, diseminándose hacia los pechos. La intensidad de este cambio está en relación directa con la estimulación recibida.

• **Cambios de los músculos voluntarios e involuntarios:** La miotonía, que es la tensión de los músculos voluntarios, y algunas veces involuntarios, empieza y aumenta durante esta fase, proporcionando una clara evidencia de que la respuesta sexual de la mujer no está limitada sólo a la región pélvica. A medida que la tensión crece, sus movimientos se vuelven más inquietos, potentes y rápidos.

Durante esta fase y las subsiguientes, los músculos de las nalgas y del ano pueden aumentar su tensión en forma involuntaria.

• **Cambios de la presión arterial y de la frecuencia cardíaca:** La presión arterial y la frecuencia cardíaca aumentan a medida que aumenta la excitación.

Dr. Sira ¿Puede una persona excitarse ella misma? Nancy, 18 años, Santa Cruz de Tenerife.

Sobre la etapa de excitación

Sí, ya que cualquier estímulo sexual es capaz de generar una respuesta sexual en nosotros que puede entrar a través de cualquiera de los cinco órganos de los sentidos, ya sea como imágenes, olores excitantes, palabras sugestivas, besos y caricias. Ese estímulo sexual también puede provenir de nuestra propia imaginación y hasta de nuestros sueños cuando estamos dormidos.

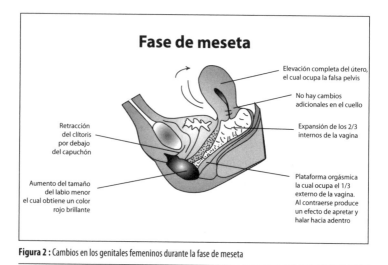

Fase de meseta

Elevación completa del útero, el cual ocupa la falsa pelvis

No hay cambios adicionales en el cuello

Retracción del clítoris por debajo del capuchón

Expansión de los 2/3 internos de la vagina

Aumento del tamaño del labio menor el cual obtiene un color rojo brillante

Plataforma orgásmica la cual ocupa el 1/3 externo de la vagina. Al contraerse produce un efecto de apretar y halar hacia adentro

Figura 2 : Cambios en los genitales femeninos durante la fase de meseta

Fase de meseta

Es la fase donde se mantienen e intensifican los niveles de excitación sexual, que en principio preparan el terreno para el orgasmo. La duración de la fase de meseta varía de mujer a mujer, algunas mujeres poseen una fase de meseta breve y otras poseen una fase de meseta larga.

Cambios de los genitales en la fase de meseta

• **Cambios en la vagina:** El tercio externo de la vagina, incluyendo su musculatura, se contrae reduciendo su diámetro en aproximadamente 33%. Esto recibe el nombre de plataforma orgásmica. Mientras que los dos tercios internos de la vagina se expanden un poco más tomando la forma como de una campana.

Sobre la plataforma orgásmica

Dr. Sira, ¿es importante el tamaño del pene durante la relación sexual? Raúl, 22 años, La Victoria

La contracción del tercio externo de la vagina o plataforma orgásmica provoca que la vagina se apriete alrededor del pene insertado, y esta es una de las razones por las que el tamaño del pene no es un factor tan importante como se cree.

• **Cambios en cuanto a la lubricación vaginal:** Con frecuencia, durante esta fase disminuye la lubricación vaginal, en relación con el volumen producido durante la fase de excitación, sobre todo si la fase de meseta es larga.

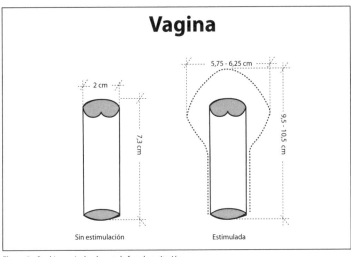

Figura 3 : Cambios vaginales durante la fase de excitación

• **Cambios en el útero:** El útero se eleva a su máximo, aumentando la cúpula vaginal, en el marco de un proceso que se conoce como *tenting* (levantar la tienda).

• **Cambios en el clítoris:** El clítoris muestra su respuesta más singular al estímulo sexual durante la fase de meseta, con una constancia casi permanente entre todas las mujeres. En esta fase el clítoris se retrae y se esconde profundamente dentro de su capuchón. Este cambio oculta al clítoris y lo protege parcialmente del contacto directo, sin embargo, durante este cambio no se produce la pérdida de la sensación clitorídea.

Sobre la estimulación del clítoris

Dr. Sira, ¿por qué a mi pareja le molesta que le toque el clítoris luego de un rato de estimularla con mis dedos o con mi boca? Junior, 19 años, Caracas.

Es importante tener en cuenta que la excesiva estimulación del clítoris provocará molestia en vez de excitación, debes tener en cuenta esto. El clítoris es un órgano diminuto y sensible, debes tener cuidado en no sobreestimularlo.

• **Cambios en labios mayores y menores:** Los cambios en los labios mayores y menores observados por primera vez en la fase de excitación se intensifican. La coloración de los labios menores progresa de un color rosa cenizo al rosa brillante, y finalmente a una tonalidad escarlata. Como resultado del flujo de sangre, los labios menores se agrandan ostensiblemente, doblando e incluso triplicando su grosor. Esta hinchazón de los labios menores ocasiona la separación de los labios mayores, lo que facilita más aún el acceso a la abertura de la vagina.

• **Cambios en las mamas:** Los senos y las areolas se expanden al máximo durante esta fase, al punto de que la erección inicial del pezón queda bastante disimulada, sobre todo en las mujeres que nunca han amamantado a un hijo. El agrandamiento de las mamas en la fase de meseta es muy apreciable (un promedio del 20% al 25% del tamaño mamario al inicio de la excitación). Este fenómeno no reduce las sensaciones eróticas en los pechos.

Cambios en piel, músculos, presión arterial y frecuencia cardíaca

• **Cambios en piel:** Se produce el rubor sexual, que suele comenzar debajo del esternón, en la zona superior del abdomen, y después se extiende rápidamente por los senos y la parte delantera del pecho. Puede aparecer en otras zonas del cuerpo, como el cuello, las nalgas, la espalda, los brazos, las piernas y el rostro. El rubor sexual es producto de los cambios ocurridos en el ritmo del flujo sanguíneo, justo por debajo de la superfície de la piel. Ocurre entre el 50% y el 75% de las mujeres.

• **Cambios de los músculos voluntarios e involuntarios:** La tensión muscular ocurre desde la cabeza hasta los dedos de los pies. Una mujer con frecuencia reacciona con gestos, fosas nasales dilatadas y tensión notoria en las comisuras labiales. Los músculos del cuello se ponen rígidos y sobresalen, especialmente con la proximidad del orgasmo. La espalda se arquea y los músculos de los muslos se ponen muy tensos. Posteriormente en la misma fase, se observan contracciones de los músculos de las manos y de los pies adquiriendo la forma de garras. Los músculos de las nalgas se tensan al aproximarse el orgasmo.

• **Cambios de la presión arterial y de la frecuencia cardíaca:** La frecuencia cardiaca puede llegar a 175 latidos/minuto. La cifra de presión sistólica puede ascender 20-60 mm Hg sobre el valor normal, y la diastólica 10-20 mm Hg.

• **Cambios de la frecuencia respiratoria:** El aumento de la frecuencia respiratoria, en la forma de una respiración entrecortada, es notoria desde el principio de esta fase.

Fase orgásmica

Cambios de la musculatura involuntaria: el orgasmo femenino se caracteriza por contracciones simultáneas y rítmicas del útero, el tercio exterior de la vagina (la plataforma orgásmica) y del esfínter anal. Las primeras contracciones son intensas y muy seguidas con intervalos de 0,8 segundos. Mientras prosigue el orgasmo, las contracciones disminuyen en intensidad y duración, y en lapsos menos regulares. Un orgasmo moderado puede traducirse en tres, cuatro o cinco contracciones, mientras que un orgasmo intenso puede tener de diez a quince. Las contracciones uterinas empiezan de 2 a 4 segundos después de las primeras sensaciones de orgasmo, y no son diferentes a las primeras contracciones iniciales del trabajo de parto. Comienzan en el fondo del útero y van descendiendo hasta llegar al cuello uterino.

- **Cambios en el clítoris:** El clítoris permanece retraído y no es visible, quedando situado debajo de su capuchón durante esta fase.

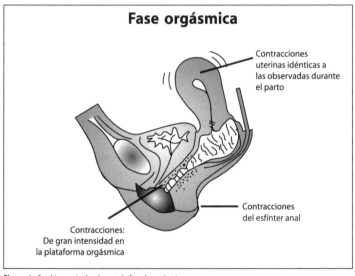

Figura 4 : Cambios vaginales durante la fase de orgásmica

- **Cambios cerebrales:** El orgasmo es una respuesta global de todo el organismo, no sólo de la pelvis, prueba de ello es que el patrón electroencefalográfico (ondas cerebrales) muestra cambios marcados durante el orgasmo. A menudo, las mujeres describen las sensaciones iniciales de un orgasmo como un trance momentáneo, al que sigue rápidamente una sensación sumamente placentera, que suele comenzar en el clítoris y que se extiende rápidamente por la pelvis. En cuanto a las sensaciones físicas en los genitales, se alude por lo general a ellas con los términos "ardiente", "electrizante" o "cosquilleante", sensaciones que, por lo general, se difunden por todo el cuerpo. A pesar de una creencia muy extendida, las mujeres no eyaculan durante el orgasmo.

Cambios en piel, músculos, presión arterial, frecuencia cardíaca y respiratoria

• **Cambios en piel:** El rubor sexual alcanza su máxima intensidad y extensión. La intensidad del enrojecimiento sexual y las reacciones musculares son paralelas a la intensidad del orgasmo.

Dr. Sira, ¿existe el orgasmo sin penetración vaginal? Morelba, 19 años, Maracaibo

Sobre tipos de orgasmo femenino

Sí, además del orgasmo que se puede obtener por introducción del pene en la vagina también existe el orgasmo femenino que se alcanza por estimulación del clítoris ya sea por vía manual o por sexo oral, sin necesidad de la penetración vaginal.

Fase resolutiva

En esta fase, se invierten las alteraciones anatómicas y fisiológicas acaecidas durante la etapa de excitación y meseta. En las mujeres, las contracciones musculares del orgasmo extraen la sangre de los tejidos, provocando la desaparición de la plataforma orgásmica. El útero retorna a su posición de reposo inactivo, desaparece la coloración de los labios, la vagina reduce su ancho y longitud, y el clítoris vuelve a su tamaño y posición habituales. Si en una fase anterior del ciclo las mamas se agrandaron, ahora disminuyen su tamaño.

Durante la fase posterior al orgasmo, la estimulación del clítoris, los pezones o la vagina puede resultar molesta o irritante. Si la excitación ha sido intensa,

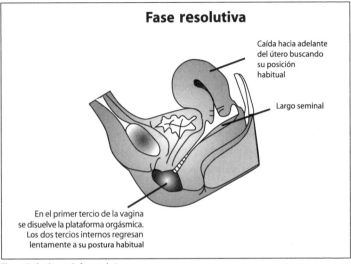

Figura 5 : Cambios en la fase resolutiva

pero no ha habido orgasmo, la resolución lleva un poco más de tiempo. Si bien sobrevienen rápidamente determinados cambios, como la desaparición de la plataforma orgásmica en las mujeres, ocurre a veces una persistente sensación de presión o dolor en la pelvis, a causa de la duración de la vasoconstricción, que en ocasiones puede crear una sensación de malestar, sobre todo si se ha prolongado la fase de meseta. Esta congestión pélvica puede aliviarse con el orgasmo durante el coito o por medio de la masturbación.

El enrojecimiento sexual desaparece del cuerpo en orden inverso a como apareció durante las fases de excitación y de meseta. Hay pérdida de la erección de los pezones, pero los senos regresan con mayor lentitud al tamaño normal. Si la estimulación sexual no se continúa o se empieza de nuevo, la tensión muscular habitualmente desaparece por completo 5 minutos después del orgasmo. La frecuencia cardiaca, la presión arterial y la respiración regresan también a lo normal.

Aproximadamente la tercera parte de todas las mujeres desarrollan una película delgada de sudor sobre el pecho, espalda, muslos y tobillos durante esta fase, a medida que el enrojecimiento de la piel desaparece. Puede aparecer una sudoración intensa sobre todo el cuerpo, pero en especial sobre la frente, labio superior y axilas. Estas reacciones no están condicionadas a la actividad física en las primeras tres fases. Antes de transcurridos diez segundos, después que las contracciones orgásmicas de la vagina han cesado, el clítoris regresa a su posición normal. La vasocongestión que produjo la plataforma orgásmica, durante la fase de meseta, desaparece, y la vagina regresa a su tamaño normal. El efecto de cúpula de los dos tercios internos se pierde lenta e irregularmente, a medida que la vagina regresa a su estado habitual de colapso. El conducto vaginal adquiere de nuevo su superficie arrugada y el tejido pierde su tonalidad obscura. Este proceso resolutivo dura unos 10 a 15 minutos.

El útero, que se había elevado, regresa con rapidez a su posición habitual y las contracciones uterinas cesan. Los labios mayores regresan a su tamaño normal con mayor rapidez en la nulípara. Los labios menores regresan con rapidez a su posición en la línea media, cubriendo en forma parcial el introito vaginal.

No se ha hecho mención de las reacciones de los ovarios y de las Trompas de Falopio. No hay observaciones directas de estos órganos durante la respuesta sexual, de manera que sus reacciones son desconocidas. Sin embargo, se considera que los ovarios crecen durante las primeras dos fases por la vasocongestión, y regresan al tamaño normal después del orgasmo.

Sobre el placer femenino

Dr. Sira tengo una pequeña duda, cada vez que hago el amor con mi novia siento que ella no siente placer ya que ella no gime. Eso me pone a dudar si es que ella siente placer o no. Aunque yo sé que los dos sentimos, ¿cómo puedo hacer para que ella sienta más placer?. Rodolfo, 24 años, Buenos Aires.

¡Tremenda confusión tienes amigo! ¿Por qué crees que ella no alcanza placer si no gime? Además de eso, ¿piensas que eres el único responsable de que ella disfrute una relación sexual? La respuesta sexual en una mujer

o en un hombre tiene variaciones en frecuencia, intensidad y duración. El ser humano no tiene orgasmos de gran intensidad todo el tiempo, en cuanto a este parámetro tendremos orgasmos de leve intensidad (que a veces no es identificado como tal por algunas mujeres, ya que es poco intenso), orgasmos de moderada intensidad y orgasmos de gran intensidad. Esta intensidad orgásmica a veces no se correlaciona con el gemir ya que algunas personas suelen no manifestar placer en la relación sexual por temor a ser oídos por otras personas o simplemente por pena con su pareja. En cuanto a provocar mayor placer en tu pareja debemos tener en cuenta de que ella debe permitirse el disfrutar el momento contigo, las mujeres tienen problemas sexuales igual que los hombres, por lo tanto asumir que tu pareja es orgásmica sin tener la certeza puede provocarte grandes conflictos al asumir la responsabilidad de una respuesta orgásmica que no existe porque sencillamente ella pudiera tener gran dificultad para obtener o mantener una adecuada respuesta de lubricación y congestión genital hasta completar la actividad sexual.

Sobre no alcanzar el orgasmo femenino

Dr. Sira, si una mujer se excita con frecuencia pero no mantiene relaciones sexuales con nadie ni se masturba, ¿eso le puede causar algún problema al momento o posteriormente? Beatriz, 27 años, Calatayud.

El hecho de que una mujer alcance con frecuencia la etapa de excitación pero no llegue a culminar su respuesta sexual con un orgasmo puede provocarle el llamado síndrome de congestión crónica pélvica, el cual se manifiesta como un dolor pelviano o en el bajo vientre y es producido por una vasocongestión persistente de esa zona del cuerpo. Se resuelve alcanzando el orgasmo mediante la masturbación o con una relación sexual con su pareja.

Sobre alcanzar el orgasmo femenino a través del clítoris

Dr. Sira, existen mujeres que sólo logran el orgasmo a través de su clítoris, ¿es eso normal? Edgar, 21 años, Puerto Ordaz.

Cuando una mujer puede alcanzar el orgasmo única y exclusivamente a través de la estimulación de su clítoris ya sea por estimulación manual de su pareja o por medio del sexo oral se dice que tiene una enfermedad llamada "Fijación de Método".

Por supuesto que la mujer que tiene este problema tiene una gran ventaja sobre muchas que ni siquiera alcanzan el orgasmo, pero tiene la desventaja de que no puede alcanzar el clímax por penetración lo que sin duda le traerá problemas con su pareja a mediano o a largo plazo.

Una consecuencia de este problema es que la mujer se da cuenta que a medida que pasan los años necesita mayor tiempo de estimulación en su clítoris para alcanzar el mismo orgasmo que al inicio de sus relaciones sexuales alcanzaba con facilidad.

Sobre alcanzar el orgasmo femenino a través de un método específico

Dr. Sira, ¿es normal que algunas mujeres alcancen el orgasmo cerrando las piernas? Susana, 40 años, Valencia.

El poder variar es una característica fundamental de los seres humanos y eso también incluye nuestra sexualidad y la forma cómo alcanzamos nuestro placer sexual. Cuando una mujer cierra sus piernas favorece la estimulación del clítoris y esto puede ayudar a desencadenar el orgasmo.

El ciclo de la respuesta sexual en el hombre

Al igual que en la mujer, el hombre también pasa por 5 fases: deseo, excitación, meseta, orgasmo y resolución.

Fase de deseo

Esta fase es indispensable para comenzar una relación sexual. Se dice que el deseo sexual está directamente relacionado con la hormona sexual masculina llamada testosterona. Se hace muy difícil tener un buen deseo sexual cuando los niveles de testosterona están disminuidos.

Cuando hablamos de deseo, nos referimos al querer mantener un contacto sexual con otra persona o el querer masturbarse. Al igual que lo dicho en la fase de deseo de la mujer, en la medida que el hombre sea capaz de activar su deseo podrá pasar a la siguiente fase, es decir la excitación sexual, que es la manera cómo el cuerpo responde a este deseo.

Sobre el deseo sexual en los jóvenes

Dr. Sira, ¿un adolescente de 13 años de edad es capaz de sentir deseo sexual igual que un hombre o una mujer de 25 años? Catherine, 32 años, Mérida.

Cuando un adolescente ha alcanzado su desarrollo sexual, entendiéndose por esto el desarrollo de sus caracteres sexuales primarios como el pene, los testículos, su próstata y la capacidad de eyacular así como los caracteres sexuales secundarios, podemos decir que sus sensaciones sexuales ya son fuertes y definidas. Puede ser excitado en cualquier momento, rápidamente, y además, esta excitación puede ser involuntaria. Las sensaciones son más intensas en el pene, y a veces llega a tener deseos de eyacular, sin embargo, muchas erecciones terminan sin eyaculación. La naturaleza sexual de la mujer es bastante diferente de la del hombre. Generalmente, sus sensaciones sexuales surgen de manera lenta, con menos frecuencia y más suavemente que las de los hombres, de todos modos, una vez excitadas pueden culminar su ciclo sexual dependiendo la información sexual que hayan acumulado hasta ese momento y superadas las creencias erróneas sobre su propio funcionamiento.

Fase de excitación

Esta fase se correlaciona con el momento de los besos y caricias.

Cambios de los genitales en la fase de excitación

• **Cambios en el pene:** Con la estimulación efectiva, los 3 cuerpos cilíndricos del pene se llenan de sangre, produciéndose la erección del órgano. La abertura de la uretra o del meato se ensancha a medida que la fase progresa. La erección del pene puede desaparecer o puede recuperarse muchas veces durante una fase prolongada de excitación. También puede alterarse por estímulos adversos como ruidos intensos súbitos, cambios notables en la iluminación o en la temperatura, temor, dolor y ansiedad.

Sobre alcanzar y perder la erección

Dr. Sira, mantengo relaciones sexuales con mi novia en casa de sus padres y siempre estoy pendiente de que no nos descubran ¿es normal que yo pierda mi excitación y mi erección del pene de vez en cuando en esa situación? Javier, 18 años, Barcelona.

Eso que te sucede puede pasarle a cualquiera. Debes entender que para sentirte tranquilo debes buscar otro sitio que no sea ni la casa de tus padres ni la casa de los padres de ella. Una vez que estés en ese sitio tranquilo verás como tendrás menos problemas con tus erecciones. Sin embargo, es común que cualquier hombre pierda su erección en esta fase de excitación debido a factores como falta de concentración, angustia, interrupciones por parte de otras personas o escuchar la alarma de su coche.

• **Cambios en los testículos:** Con el aumento de la tensión sexual, aparece la contracción del músculo liso y la vasocongestión del tejido escrotal, jalando al saco del escroto hacia el cuerpo y restringiendo notoriamente el movimiento de los testículos. El músculo cremaster (del cordón espermático) se acorta elevando los testículos.

• **Cambios en otros órganos sexuales:** Las glándulas de Cowper y los órganos sexuales secundarios; la próstata, los conductos deferentes y las vesículas seminales, no muestran cambios notorios de ninguna clase en esta fase.

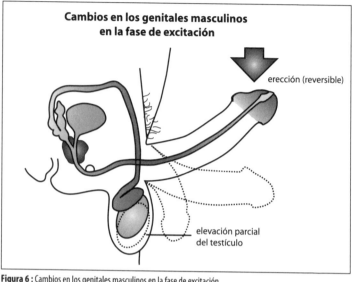

Cambios en los genitales masculinos en la fase de excitación

erección (reversible)

elevación parcial del testículo

Figura 6 : Cambios en los genitales masculinos en la fase de excitación

 Cambios en piel, tetillas, músculos, presión arterial y frecuencia cardía•

• **Cambios en piel:** El enrojecimiento sexual aparece en aproximadamente 25% de los hombres. Por lo general, es observado primero sobre el
estómago, luego se disemina al pecho, después al cuello y la cara.

• **Cambios en las tetillas:** Alrededor de 60% de los hombres experimentan erección de las tetillas durante el coito, ocurriendo esto generalmente durante la fase de excitación sexual tardía y continuando a través de
las demás fases del ciclo de la respuesta sexual.

• **Cambios de los músculos voluntarios e involuntarios:** La tensión
muscular es observable en la última parte de la fase de excitación. En este
momento, la contracción involucra primordialmente los músculos voluntarios, como ha sido puesto de manifiesto por los movimientos inquietos

y sin finalidad alguna. La pierna, el brazo y los músculos abdominales tienden a tensarse en forma voluntaria o involuntaria según la posición adoptada durante el coito.

• **Cambios de la presión arterial y de la frecuencia cardíaca:** A medida que aumenta la tensión sexual, hay un aumento correspondiente en la frecuencia cardíaca y en la presión sanguínea.

Fase de meseta

Esta fase se correlaciona mayormente con el momento del coito.

Cambios de los genitales en la fase de meseta

• **Cambios en el pene:** La corona del glande se pone turgente, y aumenta en intensidad la coloración de la zona por debajo de ella. El bulbo uretral (base de la uretra) aumenta hasta el triple su tamaño normal. Su distensión adicional ulteriormente en la fase es indicativa del orgasmo inminente.

• **Cambios en los testículos:** Los testículos deben elevarse antes de que un hombre pueda experimentar una eyaculación completa. La elevación parcial resultará en una eyaculación, pero habrá una reducción significativa de la fuerza del eyaculado. En casi todos los hombres un testículo cuelga un poco más abajo que el otro, en 85% de todos los hombres resulta ser el izquierdo. Los dos testículos reaccionan a menudo ante la estimulación sexual en forma independiente uno del otro. El derecho puede elevarse por completo en la excitación tardía o en la fase temprana de meseta, mientras que el izquierdo puede no hacerlo sino hasta un poco antes de la eyaculación.

• **Cambios en las glándulas:** Las glándulas de Cowper secretan dos o tres gotas de líquido mucoide previo a la eyaculación durante esta fase, con la finalidad de limpiar el conducto uretral de restos de orina.

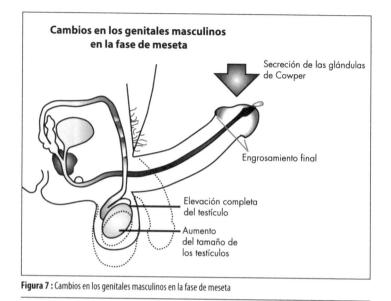

Figura 7 : Cambios en los genitales masculinos en la fase de meseta

Cambios en músculos, presión arterial, frecuencia cardiaca y respiratoria

•   **Cambios de los músculos voluntarios e involuntarios:** Se pueden ver contracciones musculares intensas de la cara, en especial alrededor de la boca, cuello y abdomen. Un hombre puede tener también espasmo corporal, lo cual señala alto nivel de excitación sexual. A medida que el orgasmo se avecina, puede haber movimientos de la mano y ondulación del arco del pie con arqueo del mismo.

•   **Cambios de la presión arterial y de la frecuencia cardiaca:** La frecuencia cardiaca asciende entre 100 y 175 latidos/minutos. La presión arterial se eleva a quizá 180/110 algo mayor que en la mayoría de los hombres. La elevación de la frecuencia cardíaca y la presión arterial corre paralela con el aumento de la tensión sexual.

•   **Cambios en la frecuencia respiratoria:** La tensión sexual elevada aumenta la frecuencia respiratoria.

Dr. Sira, ¿Qué significa coito?
Noel, 20 años, San Félix.

Sobre el coito

Muchas personas tienen la idea de que la palabra coito se debe utilizar para referirse al momento en el que el hombre penetra a la mujer vaginalmente, sin embargo el término alude también a otras maniobras que pueden escoger los miembros de la pareja para alcanzar el orgasmo, tales como sexo oral, anal, e ínter femoral (entre piernas) que también incluyen penetración.

Fase orgásmica

Cambios de los genitales en la fase orgásmica

El enrojecimiento sexual ya presente corre paralelo con la intensidad del orgasmo. Hay pérdida del control muscular voluntario, más tensión muscular involuntaria a través de todo el cuerpo.

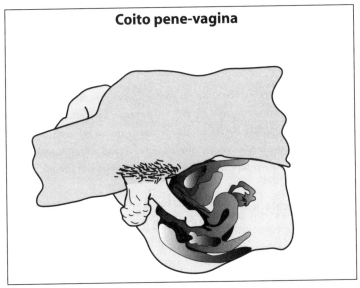

Coito pene-vagina

Figura 8 : Coito pene-vagina

La frecuencia respiratoria aumenta a 40 respiraciones/minuto y la frecuencia cardíaca a 110/180 latidos/minuto. La presión arterial puede ascender inclusive a cifras mayores que las alcanzadas en la fase previa, en algunos individuos hasta 220/130 o más.

La rápida distensión del bulbo uretral señala que el orgasmo es inminente. Antes de la eyaculación, el líquido seminal se reúne en los conductos eyaculatorios y en los órganos sexuales secundarios. Las contracciones en estos últimos empiezan desde el epidídimo, los conductos deferentes, las vesículas seminales y finalmente los conductos eyaculatorios los cuales atraviesan la próstata. Las contracciones de la próstata fuerzan al líquido seminal al interior de la uretra con contracciones que varían en intensidad. El intervalo entre dichas contracciones es de 0,8 segundos entre las primeras 3 o 4 respuestas mayores. Los intervalos entre las contracciones subsiguientes se alargan hasta que al final dura varios segundos. Los músculos del esfínter rectal habitualmente se contraen durante el orgasmo sólo de dos a cuatro veces.

Sobre los sueños eróticos y el orgasmo

¿Se puede alcanzar el orgasmo a través de un sueño erótico? Alan, 17 años, Chicagoa.

Es un hecho comprobado que es posible alcanzar la fase de excitación con la lubricación vaginal o la erección peneana, las contracciones orgásmicas y la eyaculación mientras la persona tiene un sueño de contenido erótico. Estos sueños eróticos constituyen estímulos psíquicos poderosos e intensos, capaces de activar la totalidad de la respuesta sexual.

Sobre la eyaculación

¿Es verdad que si un hombre eyacula gran cantidad de semen mayor será el tiempo de su orgasmo? Jovanna, 22 años, Guatire.

Falso, no existe relación entre el tiempo del orgasmo y la cantidad de semen eyaculada en una relación sexual.

Fase resolutiva

En esta fase se presenta una rápida reversión de los cambios en los tejidos y en los órganos que ocurrieron durante las primeras tres fases. Si no ocurre estimulación sexual subsiguiente, el enrojecimiento sexual y la tensión muscular casi siempre desaparecen en el transcurso de 5 minutos. La frecuencia cardíaca, frecuencia respiratoria y la presión arterial regresan rápidamente a lo normal. Sin embargo, la erección de las tetillas puede no desaparecer sino hasta una hora después de la eyaculación. Aproximadamente el 33% de los hombres tienen una reacción perspiratoria (ligera sudoración) inmediatamente después de la eyaculación. Como ocurre con las mujeres, puede involucrar a todo el cuerpo, pero la reacción en los hombres, por lo general, está confinada a las manos y a los pies. La respuesta no está relacionada con el ejercicio físico intenso ni con el enrojecimiento sexual de las fases previas.

La pérdida de la erección del pene ocurre en dos etapas. La pérdida primaria de la erección ocurre temprano durante el período refractario en cuyo momento el pene en erección completa se reduce a 50% de la erección total. Esta pérdida temprana es rápida. La etapa secundaria de desentumecimiento persiste por mayor tiempo, en especial cuando hay tensión sexual residual.

Dr. Sira, ¿el hombre siempre debe perder su erección una vez que eyacula?
Alfredo, 40 años, Valencia.

Sobre la perdida de la erección en la fase resolutiva

Si, el hombre luego de que eyacula pierde la rigidez de su pene, esa pérdida de la erección del pene puede ser acelerada por estímulos no sexuales de intensidad suficiente, por ejemplo si un hombre saca el pene de la vagina poco después del orgasmo, y más en particular ejecuta algo no relacionado con la actividad sexual como caminar, leer, fumar u orinar, esto provocará que la erección se pierda con mayor rapidez.

Los testículos sufren la pérdida de la vasocongestión, y la reducción en el tamaño y en el patrón de involución semejante al del escroto. El proceso puede ser fugaz o prolongado. En forma general, mientras mayor duración tenga la fase de meseta, mayor será el tiempo que tarden los testículos para reducirse a su tamaño normal durante la fase de resolución.

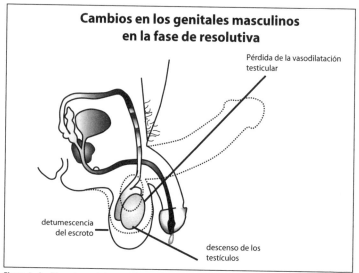

Cambios en los genitales masculinos en la fase de resolutiva

Pérdida de la vasodilatación testicular

detumescencia del escroto

descenso de los testículos

Figura 9 : Cambios en los genitales masculinos en la fase resolutiva

Sobre el período de latencia en el hombre

Dr. Sira, mi nombre es Antoni, tengo 22 años y tengo un problemita, he tenido dos novias desde que tengo 18 años y tuve relaciones con las dos, con la primera podía mantener 3 relaciones sexuales consecutivas sin ningún problema, pero con la segunda no es así, ya que después de la primera relación sexual no puedo más y me siento super cansado para seguir, incluso lo hemos intentado en innumerables oportunidades y no lo he logrado; siento como si mi pene quedara muy pero muy insensible, algo que no ocurría antes. Dr. Sira quisiera saber si me pudiera ayudar dándome unos consejos o informándome un poco más sobre este pequeño pero gran detalle.

*En la sexualidad del hombre existe lo que llamamos el período de la-
tencia, es decir, después de la eyaculación todos los hombres debemos esperar un lapso de tiempo antes de intentar un nuevo acto sexual. Ese
lapso de tiempo es variable, se pueden esperar minutos u horas para obtener una nueva erección peneana, como dato curioso se han reportado
hombres que tienen que esperar hasta 24 horas para alcanzar una
nueva erección. Es probable que no estés esperando este lapso de tiempo
obligatorio para intentar una nueva relación sexual sumado a tu angustia por ejecutar varios actos sexuales en un mismo día, todo esto provoca
una respuesta de angustia que te impide la consolidación de tu deseo. Mi
recomendación es que no te presiones ni permitas que tu pareja te pre-
sione para tener una relación antes de completar tu período de latencia.*

EL ORGASMO

Es la culminación del placer sexual ya sea en una relación sexual o a través
de la masturbación. Esta es una palabra científica para lo que la gente llama
comunmente "acabar" o llegar al clímax. El orgasmo se puede alcanzar a
través de casi cualquier tipo de estimulación sexual -masturbación, fro-
tándote contra otro cuerpo, o a través del sexo vaginal, oral o anal. (Algunos
hombres llegan al orgasmo cuando la glándula de la próstata es estimulada
durante el sexo anal.) La mayoría de las mujeres que son orgásmicas (70%
de ellas) alcanzan el orgasmo a través de la estimulación del clítoris y
un 30% lo alcanzan a través de su vagina. Por lo general, los hombres se
excitan mas fácilmente y acaban una sola vez por relación sexual. Pero
las mujeres tienen más probabilidades de tener más de un orgasmo u orgasmos múltiples que los hombres.

El orgasmo femenino

Hay tres áreas de influencia en la obtención del orgasmo femenino:
  1. Fisiológico (reacciones y condiciones físicas características).
  2. Psicológica (orientación psicosocial y receptividad para la obtención
del orgasmo).

3. Sociológica (factores sociales, ambientales y culturales que inciden sobre la frecuencia o habilidad orgásmica).

Factores fisiológicos

El orgasmo femenino es una respuesta total del cuerpo. El comienzo fisiológico del orgasmo está señalado por las contracciones de los órganos claves que empiezan con la plataforma orgásmica en el tercio externo de la vagina, las contracciones uterinas y anales.

El orgasmo femenino se caracteriza:
1. La mujer es capaz de tener otro orgasmo inmediato luego de una experiencia sexual completa si es re-estimulada antes que la excitación descienda por debajo de los niveles de la fase de meseta.
2. La mujer puede mantener un orgasmo durante un periodo relativamente largo.

Factores psicológicos

Cuando se estudia cualquier faceta de la sexualidad humana es necesario restablecer el concepto del compromiso total del cuerpo y la persona, siendo cierta la influencia psicológica en la obtención del orgasmo. Un estudio realizado en 487 mujeres, estableció la existencia de tres estadios en la progresión subjetiva de la mujer hacia el orgasmo.

• **Estadio 1:** El orgasmo se inicia con una sensación de suspensión o detenimiento, que dura sólo un instante, le sigue un empuje aislado de intensa actividad sexual, orientada hacia el clítoris e irradiada hacia la pelvis. Hay mujeres que registran diferentes intensidades de respuesta, desde niveles suaves hasta "shock".

La sensación de vivencia clitoridea-pélvica la han descrito muchas mujeres como una sensación de expulsar. Con frecuencia se describe la sensación de abrirse para recibir algo.

● **Estadio 2:** En la segunda etapa de la progresión subjetiva hacia el orgasmo fue descrita como una sensación de "ola de calor" que invade el área pélvica y se extiende a todo el cuerpo.

● **Estadio 3:** En esta tercera etapa se describe una contracción involuntaria en vagina o en el perineo bajo, esta sensación se describe como latido pélvico.

Factores sociológicos

En nuestra sociedad la obtención del orgasmo de la mujer no alcanza la realidad otorgada a la eyaculación masculina. El orgasmo femenino se niega con frecuencia como entidad psicofisiológica de respuesta con más fuerza que cualquier tabú o creencia religiosa. Es frecuente que la mujer pretenda el orgasmo por el concepto de que cuanto más intensa es la respuesta de la mujer más intenso es el placer subjetivo del hombre.

El orgasmo masculino

La experiencia orgásmica masculina puede estudiarse considerándose los mismos tres enfoques empleados en la experiencia orgásmica femenina:

1. Fisiológico.
2. Psicológico.
3. Sociológico.

Fisiología del orgasmo masculino

La expresión fisiológica del orgasmo masculino reside en la expulsión del semen desde los órganos secundarios de reproducción (próstata, vesículas seminales, conducto eyaculador, etc.) y la progresión de este contenido bajo presión a través de toda la uretra masculina hasta llegar al meato uretral. La eyaculación puede ser una actividad de los centros corticales superiores pero también puede ser un simple acto reflejo. Fisiológicamente puede dividirse en dos estadios:

• **Estadio 1:** Comprende la expulsión del sustrato seminal desde los órganos primarios de reproducción hacia la uretra prostática, se inicia con las contracciones de los órganos accesorios en los vasos eferentes del testículo, se continua a través del epidídimo y el conducto deferente, en estrecha relación con las vesículas seminales. Se han palpado contracciones en la próstata a través del tacto rectal. El esfínter interno se cierra evitando así reflujo de liquido seminal hacia ésta y por ende mezcla de orina y plasma seminal.

• **Estadio 2:** Progresión del semen desde la uretra prostática a través de las porciones membranosa y peneana hasta llegar al meato uretral. Esta segunda etapa del proceso eyaculatorio se inicia con la relajación del esfínter externo vesical, permitiendo la progresión, del semen al bulbo y la uretra peneal, pasando por la musculatura perineal, el músculo isquio cavernoso y el bulbo esponjoso y el esfínter uretral desde la uretra prostática hacia el meato. Se observan contracciones regulares del bulbo uretral. Las primeras dos contracciones eyaculatorias de la uretra peneana proyectan un líquido seminal con tal presión que puede llegar desde 30,5 a 61 centímetros del meato uretral, si el pene esta fuera de la vagina. Muchos hombres menores de treinta años tienen la habilidad de eyacular con frecuencia y presentar cortos periodos refractarios.

Psicología del orgasmo masculino

• **Estadio 1:** Se desarrolla en el hombre una sensación de inevitable eyaculación descrita como la sensación de sentir que viene la eyaculación.

• **Estadio 2:** Esta segunda etapa tiene dos fases: 1º Las contracciones del esfínter de la uretra estimulan la sensación contráctil, varían en intensidad y apreciación subjetiva. Las primeras desarrollan un grado de anestesia de manera que las porciones finales del eyaculado expelido casi sin presión. En la segunda fase en que el semen es expelido bajo presión a través de la uretra distendida y alargada, se tiene una apreciación específica del volumen seminal. Esta apreciación subjetiva se puede ejemplificar con la diferencia de intensidad del orgasmo en la eyaculación luego de un periodo de abstinencia. Si el hombre ha tenido abstinencia durante varios días el volumen seminal es mayor comparado con el que se obtiene luego de unos minutos de abstinencia cuanto sea mayor el volumen eyaculado mayor será la sensación subjetiva de placer

Factores sociológicos en el orgasmo

Es muy poca la literatura que refleja las influencias sociológicas sobre la expresión orgásmica masculina. Hay dos razones para la falta de interés sociológico en la eyaculación. La primera es la necesidad fundamental de la eyaculación masculina para la continuidad de la vida. En segundo lugar el interés por otras áreas como la erección.

Tipos de orgasmo

Existe una diferencia notable entre la respuesta sexual del hombre y la de la mujer. Por lo general, las mujeres tienen una aptitud multiorgásmica, es decir, la posibilidad de alcanzar uno o más orgasmos sucesivos en un breve lapso, sin deslizarse por debajo del nivel de meseta del ciclo sexual. El estado multiorgásmico depende tanto de una estimulación sexual continuada y afectiva, como del interés sexual. Los hombres, por el contrario, no pueden lograr orgasmos múltiples. Inmediatamente después de la eyaculación, el varón entra en un período refractario, durante el cual es fisiológicamente imposible tener otro orgasmo o eyacular de nuevo. Durante el período refractario se mantiene a veces una erección completa o parcial, pero por lo general la erección remite rápidamente. La duración de esta fase de recuperación varía mucho en cada individuo y de un hombre a otro, desde unos minutos hasta varias horas. En la mayoría de los hombres este período se espacia con cada nueva eyaculación, tomando como base un límite de varias horas. Además, conforme el hombre avanza en edad, el período refractario se va alargando.

Se han descrito los siguientes patrones orgásmicos:

- **Monorgásmico**

Caracterizado por una fase de excitación de intensidad creciente, que se interrumpe en varias ocasiones, una fase de meseta corta, y una fase orgásmica muy intensa pero corta. Esta secuencia se ha denominado k*nock-out* orgásmico, porque la mujer puede ser estimulada pero no lo desea. El patron monorgásmico es el tipo de orgasmo masculino por excelencia, se logra un solo orgasmo y luego de alcanzar la fase de resolución viene el periodo de latencia donde el hombre debe esperar minutos u horas para alcanzar una nueva erección.

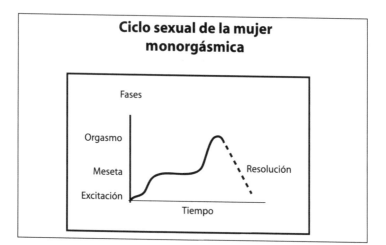

- **Multiorgásmico**

Se caracteriza por una fase de excitación intensa y rápida, seguida por una fase de meseta de intensidad mantenida y corta, y luego por un período de numerosos orgasmos de diversa intensidad, para finalizar con un descenso progresivo.

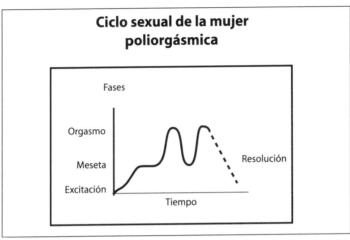

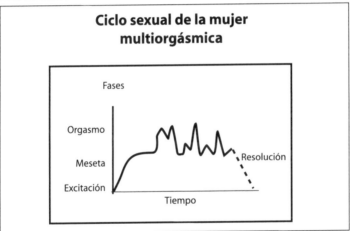

• **Poliorgásmico**

Se caracteriza por una fase de excitación de intensidad gradual, la cual se estabiliza. La fase de meseta es prolongada y la fase orgásmica de gran intensidad con 3 a 6 orgasmos.

• **Patrón tetánico**

La fase de excitación se caracteriza por ser de intensidad creciente, se estabiliza por un tiempo variable, constituyéndose así la fase meseta, posteriormente ocurre un orgasmo de intensidad creciente mantenido y duradero, caracterizado por un tiempo de más de treinta segundos el cual se mantiene y no baja, se monta en curva orgásmica, y posteriormente se pierde en forma abrupta.

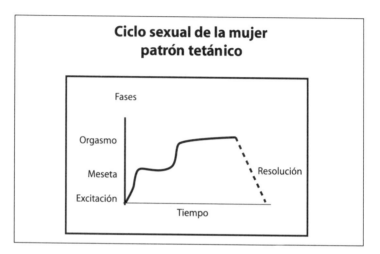

Ciclo sexual de la mujer patrón tetánico

Sobre orgasmos simultáneos

Estamos recién casados y hemos intentado tener un orgasmo simultáneo o sea los dos al mismo tiempo pero no hemos podido. ¿Qué debemos hacer? Zaida, 23 años, Barcelona.

El orgasmo simultáneo no es frecuente ni en las nuevas parejas ni frecuente en las parejas que se conocen desde hace más tiempo. Un poco de paciencia es necesario, pero mi recomendación es no creer ni empeñarse en tener orgasmos simultáneos en cada acto sexual. Buscar este tipo de orgasmo en todas las relaciones sexuales puede generar angustias, que en consecuencia pueden generar la imposibilidad de alcanzarlo.

Sobre orgasmos

¿Puede una mujer tener varios orgasmos durante el acto sexual? Eustaquio, 35 años, Almería.

Sí, contrariamente al hombre quien después de un orgasmo presenta un periodo refractario más o menos largo, algunas mujeres pueden tener varios orgasmos seguidos uno después de otro en un mismo acto sexual. Para estas mujeres el problema consiste en que su pareja pueda controlar suficientemente su excitación y que no eyacule prematuramente.

Quisiera saber si es normal que sólo pueda gozar en una única posición, **Sobre las posiciones** es decir, cuando estoy encima de mi pareja, llevamos 7 años juntos y lo hemos intentado en otras posiciones pero es inútil. Él me dice que no soy normal ¿Es eso verdad? Angeles, 25 años, Bilbao.

Algunas mujeres sólo pueden tener orgasmos en una posición específica, la más común es la posición femenina superior o sea la posición donde la mujer está encima del hombre, y esto es a causa de su anatomía y en particular por la inclinación de la pelvis lo que crea un mejor contacto entre el pene y el famoso punto G en la vagina (si la mujer lo tiene, ya que no está presente en todas las mujeres) así como un mejor contacto entre el clítoris de la mujer y el pubis del hombre. Además, en esta posición, la mujer está en el rol activo y domina mejor los movimientos coitales que la llevarán al orgasmo. En conclusión, tú funcionas sin problemas.

Dr. Sira, quisiera saber si es normal tener **Sobre orgasmos** orgasmos tan clitoridianos como vagina- **clitoridianos** les en una misma relación sexual. Ya que tengo los dos simultáneamente, es decir que mi pareja primero me hace tener un orgasmo con el clítoris mediante sexo oral y luego me penetra; entonces tengo otro orgasmo pero vaginal y muy intenso; todo mi cuerpo se estremece y necesito un periodo de recuperación porque las piernas me quedan temblando. Nunca tuve ese tipo de orgasmo con mi primer esposo, y estoy un poco dudosa de si eso será normal en una mujer. Anais, 38 años, Río Chico.

Algunas mujeres tienen ese doble orgasmo clitorideo y vaginal. Muchos hombres piensan que las mujeres deberían funcionar de esa manera en todas sus relaciones sexuales, y esto lamentablemente no es así. Ni el hombre ni la mujer tienen orgasmos de alta intensidad en todas sus relaciones sexuales, ni tampoco cantidades ilimitadas de orgasmos, no somos máquinas. Pero en tu caso, pienso que no eres anormal sino más bien privilegiada ya que pocas mujeres pueden sentir un doble orgasmo. Sencillamente ¡Disfrútalos!

Test de evaluación

1. El clítoris de una mujer se encuentra justo detrás de la abertura de la uretra:

- ○ Verdadero
- ○ Falso

2. El pene en estado de erección suele medir de 9 a 15 centímetros:

- ○ Verdadero
- ○ Falso

3. Es imposible que una mujer se embarace con el himen intacto y sin haber experimentado penetración del pene. No basta con colocar semen en los labios menores para que el esperma se deslice hacia el interior de la vagina y fecunde al óvulo:

- ○ Verdadero
- ○ Falso

4. El único propósito del clítoris es la excitación:

- ○ Verdadero
- ○ Falso

5. Una mujer con músculos vaginales flojos y relajados en exceso, puede fortalecerlos mediante ejercicios:

- ○ Verdadero
- ○ Falso

6. La mayor sensibilidad del conducto vaginal se halla en la parte externa:

- ○ Verdadero
- ○ Falso

7. La falta de sangre en las sábanas la noche del casamiento o el primer coito libre de dolor indican que la mujer ya tuvo relaciones sexuales con anterioridad:

○ Verdadero
○ Falso

8. A mayor tamaño del pene, mayor será el placer experimentado por la mujer durante la penetración vaginal:

○ Verdadero
○ Falso

9. Durante la excitación sexual del hombre, las glándulas de Cowper, secretan un líquido alcalino que lubrica y neutraliza la acidez de la uretra para el paso rápido y seguro del semen:

○ Verdadero
○ Falso

10. El propósito principal del auto-examen genital es:

○ Explorarse y conocerse.
○ Excitarse sexualmente.

2
Capítulo

Satisfacción sexual

SATISFACCIÓN SEXUAL
DE LA MUJER Y DEL HOMBRE ¿ES LO MISMO?

Quisiera comenzar este capítulo con 5 preguntas para ti. Te pido las contestes con toda sinceridad antes de comenzar a leerlo, agarra un lápiz y escribe:

1-¿Cuánto tiempo le dedicas a los besos y caricias antes del coito?

☐ Segundos   ☐ Minutos
☐ Horas

2-¿Es tan importante es para ti que tu pareja quede satisfecha sexualmente?

☐ Muy importante   ☐ Importante
☐ Poco importante   ☐ Nada importante

3.- ¿Qué haces tú para satisfacer sexualmente a tu pareja en tus encuentros íntimos?

4.- ¿Qué haces tú para satisfacerte sexualmente en ese mismo encuentro íntimo?

5.- -¿Es igual el criterio de satisfacción sexual en el hombre y la mujer?

☐ Es igual   ☐ No es igual
☐ No lo sé   ☐ No es importante saber eso

Me imagino que fue fácil escribir lo que tú le haces a tu pareja durante una relación sexual para dejarla satisfecha pero con toda seguridad te costó recordar que haces tú en una relación sexual por ti misma(o) para quedar plenamente satisfecha(o). Es curioso, pero me pasa muchísimo en la consulta, al preguntarle a la mayoría de mis pacientes femeninas: "¿Qué haces tú por ti misma en una relación sexual?". Y que me respondan cosas como: "¿Yo tenía que hacer algo? ¿No era el hombre el encargado de eso?". O simplemente: "No hago nada por mí, me concentro en que él sienta y quede satisfecho".

Sin duda, dejar al otro encargado de una tarea que debes hacer tú, te traerá como consecuencia que en la mayoría de las veces no alcances el placer en tus encuentros sexuales.

Ahora bien, la gran pregunta es: ¿satisfacción sexual tiene el mismo significado para el hombre y para la mujer? Por supuesto que no, la satisfacción sexual se maneja de manera diferente en el hombre que en la mujer. Para él, está íntimamente ligada a la eyaculación; mientras que, para ella, la satisfacción depende de factores físicos y psicológicos. De hecho, la facilidad femenina para alcanzar el clímax muchas veces se frustra por problemas de comunicación en la pareja, es por ello que lo primero que la mujer debe entender es que el hombre no es el responsable de llevarla de la mano por las vías del placer, sino que es ella misma quien debe permitirse recorrerlas.

Esto significa que poco tiene que ver la capacidad amatoria del hombre, aunque es cierto que la falta de experiencia y de habilidad por parte de él son una limitación. Un amante que ayude a su pareja a conocerse, a explorarse y a alcanzar su propia satisfacción, seguramente tendrá bastante que ver en que ella llegue al clímax.

Ahora bien, las estadísticas indican que no todas las mujeres son orgásmicas. Asimismo, señalan que de las mujeres que logran alcanzar el orgasmo, únicamente el 30% de ellas lo logra vaginalmente; el resto lo alcanza mediante la estimulación del clítoris.

¿Por qué hay tantas mujeres insatisfechas?

Aunque se ha dicho que la capacidad orgásmica de las mujeres es asombrosa, que una y otra vez pueden llegar a esa cima de placer, y que incluso pueden experimentar varios tipos de orgasmos (monoorgásmicas, poliorgásmicas o multiorgásmicas); la verdad es que en muchas parejas, el orgasmo de la mujer sigue siendo una meta difícil de alcanzar.

Esto se debe a diversos factores: el primero de ellos es la propia mente de la mujer. Es decir, cualquier elemento que la distraiga de lo que está ocurriendo con su cuerpo en ese momento, la alejará cada vez más de su meta, disfrutar de una relación sexual placentera. Cuanto más piense, más perderá noción de su propio placer.

Pasando al plano estrictamente sexual, quizás se preocupen si ellas están haciendo algo mal. Muchas veces, lo que hacen mal es justamente preguntarse todo eso en medio de un momento que debería ser de disfrute y contacto con el compañero sexual. Por otra parte, también es imprescindible un amante que encuentre la forma para evitar que la mujer se adentre en estos laberintos de duda, manteniendo al máximo los niveles de comunicación con ella durante el coito. La mujer debe sentir que, en lo que se refiere a su placer sexual, su pareja se esmera al máximo.

Una vez logrado esto, la mujer podrá olvidarse de sus preocupaciones, relajarse y poner todo el foco en captar las sensaciones. Entonces el camino hacia el orgasmo estará despejado.

Ahora bien, si la situación sexual de la pareja luce más complicada, puede tomarse en cuenta que actualmente existe una variedad de técnicas terapéuticas para ayudar a las personas con ciertas disfunciones sexuales a alcanzar una verdadera satisfacción sexual.

Es importante aclarar que estas técnicas son de tipo educativo y asumen que la disfunción sexual es debida a un mal aprendizaje durante el desarrollo sexual.

¿Qué puedo hacer para mejorar la satisfacción sexual en pareja?

Una de las opciones mas efectivas es la terapia sexual, la cual tiene como objetivo eliminar la tendencia de muchas personas a involucrarse sexualmente con la finalidad de "lograr" algo (ya sea el orgasmo, o que la otra persona reaccione de alguna manera). El instante en que una persona se involucra sexualmente con "objetivos" pierde la capacidad de disfrutar del proceso y su mente está en el futuro más que en el presente.

El funcionamiento sexual es natural, es decir, si no hubieran impedimentos o tabúes, las personas sabrían disfrutar tranquilamente del proceso, y en vez de pensar en un objetivo, tratarían de extender el momento para aumentar el tiempo de satisfacción que les brinda el contacto físico, en cuyo caso, el orgasmo sería una consecuencia y no un fin de la relación sexual.

Este tipo de terapias es preferible realizarlas en pareja y no individualmente. La razón es que en la mayoría de casos, el problema radica no tanto en un solo miembro de la pareja sino que es un trastorno en la interacción de la pareja. Si la disfunción es individual, de todas maneras, la pareja puede ser de gran ayuda en la terapia.

El elemento principal de estas terapias es enseñar a las personas a usar el contacto físico como una forma de comunicación y entrenarles a enfocarse en las sensaciones placenteras del cuerpo a través del contacto físico. Las etapas que se enseñan son:

1) Caricias en el cuerpo sin tocar los genitales.
2) Caricias en el cuerpo haciendo toque de genitales pero sin llegar al orgasmo.
3) Estimulación manual de los genitales intentando llegar al orgasmo.
4) Coito programado intentando llegar al orgasmo.

Algunos factores médicos que pueden afectar la satisfacción sexual

• **Medicamentos:** Numerosos medicamentos tienen efectos secundarios que impactan en la salud sexual, incluidos los medicamentos para tratar la tensión arterial, problemas cardíacos y depresión. Los diuréticos también pueden causar un problema en las erecciones de los hombres. En pacientes que consuman medicamentos para tratar la depresión los efectos secundarios pueden incluir una pérdisa de interés o deseo sexual y problemas de retardo en la eyaculación.

• **Personas con problemas cardíacos:** La mayoría de la gente con enfermedades cardiovasculares (corazón, arterias y venas) no necesita alterar su vida sexual. Algunas personas deben ser cuidadosas en relación a todas las actividades físicas inmediatamente después de un ataque cardiaco o después de la colocación de un marcapasos, pero incluso en esas circunstancias, el sexo es en general es una actividad adecuada en cuanto el médico dé la autorización para reiniciar actividades físicas y sexuales.

• **Depresión:** Una depresión no tratada puede llevar a numerosas dificultades sexuales como la disminución del deseo sexual, evitación y rechazo absoluto de sus encuentros íntimos.

• **Alcohol.** Ingerir dosis bajas de alcohol pueden provocar una reducción en las inhibiciones de la persona, mientras que ingerir dosis altas de alcohol puede provocar trastornos sexuales como problemas en la erección, retardo en la eyaculación o problemas para alcanzar el orgasmo. La dosis alta o baja dependerá de la resistencia de cada persona, es decir hay gente que con tres tragos ya entran en su dosis alta mientras que otros requieren mayor cantidad.

• **Las enfermedades sexualmente transmitidas.** Para las personas con enfermedades como el Virus de la Inmunodeficiencia Humana (VIH), el Virus del Papiloma Humano (VPH), o hepatitis, el sexo no está fuera del cuadro. La protección es una obligación, y los condones deben ser utilizados en el 100% de las ocasiones.

• **Estrés:** Si usted se considera una persona con altos niveles de angustia o estrés, probablemente tiene problemas para tener una vida sexual más placentera, pues hay que administrar el tiempo, el trabajo, la crianza de los niños y mantener a la familia, y no hay demasiado tiempo para nosotros mismos. Esto genera una disminución del deseo sexual.

• **Embarazo:** No hay obstáculos físicos para tener vida sexual durante el embarazo. El acto sexual no daña al feto ni a la mujer. Sólo esta prohibido si su ginecólogo detecta alguna causa que pueda provocar sangramiento o la pérdida del bebé.

• **Menopausia.** La resequedad vaginal es uno de los problemas que pueden reducir el placer del sexo en la mujer después de la menopausia, pero esto no quiere decir que la vida sexual ha terminado. Suplementos hormonales, cremas de estrógeno y lubricantes pueden ayudar tras la reducción de los niveles hormonales.

TÉCNICAS PARA SATISFACER SEXUALMENTE A TU PAREJA

Toda persona quiere satisfacer a su pareja en la cama. Pero a veces, el instinto y lo que se ve en las películas, no basta. Lo cierto es que las mujeres y los hombres tienen ideas y requerimientos muy distintos en lo que se refiere al sexo.

El camino hacia la verdadera satisfacción sexual se encuentra en tener los conocimientos precisos o la información sexual adecuada que permitan a cada persona disfrutar plenamente en sus encuentros íntimos. Se debe tener claro que la solución a los problemas de satisfacción sexual está en cada persona, en la pareja, y en la forma en que hombre y mujer van liberándose de los miedos, los mitos y las culpas, para comenzar a disfrutar plenamente de su sexualidad sin remordimientos.

Cómo satisfacer sexualmente a una mujer:

- **Bésala.** Al principio suavemente y luego ve subiendo la intensidad poco a poco.
- **Juego previo.** Puede incluir besos en la boca, en el cuello, en los pechos y otras zonas, como los hombros y la espalda. Si esto se hace bien, la mujer empezará a emitir señales (leve rubor en la piel, respiración entrecortada, pezones erectos) de que está lista para el siguiente paso.
- **Estimula manualmente sus senos, su vagina, su clítoris.** Recuerda tener mucha delicadeza al hacerlo.
- **No la apresures para que llegue al momento del coito**, aprende a posponer tu urgencia de penetración.
- **Sexo oral.** El ritmo es un factor a tener en cuenta. Se debe experimentar con diferentes formas de estimulación, presiones y velocidades, hasta encontrar la adecuada para cada persona.
- **Presionar el ano durante el acto sexual puede resultar muy estimulante para ella.** Hay muchas personas que consiguen de esta manera un orgasmo más intenso. Pero no olvides que cada uno tiene sus gustos, por lo tanto, no te sorprendas si a tu pareja no le excita.

Cómo satisfacer sexualmente a un hombre:

- **Viste ropa atrevida** y sorpréndelo cuando menos se lo espera.
- **Dale besos prohibidos.** Existen algunos besos eróticos en la boca, en el pecho, bajo su ombligo y alrededores, y luego sube al vientre, para terminar en el punto de partida, la boca.
- **Desvístelo:** Una vez que estés lista, acércate coquetamente, siempre mirándolo a los ojos, y quítale suavemente cada una de sus prendas. Déjalo absolutamente desnudo, a tu alcance. Acarícialo y déjate acariciar.
- **Usa cremas y aceites corporales** para darle un delicioso masaje.
- **Practica el sexo oral y/o el sexo manual** para estimularlo.
- **Haz que tu pareja sepa cuánto placer te está dando en ese momento**, verbaliza frases como: "me gusta lo que estás haciendo", "me

fascina cómo me tocas", "me gustan tus labios y tus manos, se ven espectaculares cuando los rozas en mi cuerpo".

TÉCNICAS PARA SATISFACERTE SEXUALMENTE A TI MISMO

Ya se ha dicho anteriormente que tu pareja no es responsable totalmente de tu satisfacción. En buena medida cada persona debe procurarse su propio placer durante las relaciones sexuales sin esperar que sea el compañero o compañera quien se encargue de todo. Así que, manos a la obra, libérate de las ataduras y comienza a participar activamente en tus relaciones sexuales para satisfacer no sólo a tu pareja, sino a ti mismo.

¿Qué puede hacer el hombre para satisfacerse a sí mismo?

- Desvístela y acaricia las distintas partes de su cuerpo.
- Mirar las partes del cuerpo de tu pareja que más te excitan.
- Muerde suavemente su cuello o algunas otras partes de su cuerpo.
- Hazle sexo oral a tu pareja si te excita hacerlo.
- Dale suaves nalgadas y agárrala con firmeza mientras estén teniendo relaciones sexuales.
- Varía las posiciones sexuales para que puedas penetrarla desde distintos ángulos.

¿Qué puede hacer la mujer para satisfacerse a sí misma?

- Fantasea con lo que puedes hacerle a tu pareja o con lo que esta puede hacerte.
- Observar los cambios que ocurren en el cuerpo de tu pareja a medida que avanza la relación sexual.
- Agarra su pene y acarícialo.
- Practícale sexo oral si te excita hacerlo.
- Intenta también hacerle sexo manual.
- Procura las posiciones que facilitan la estimulación del clítoris,

como la de mujer arriba. Anímate a colocarte sobre él y toma control de la penetración.

- NO cohibirte al momento de expresar verbalmente tu placer o cuando estás teniendo tu orgasmo.

Sobre satisfacción y juegos pre-coitales

Dr. Sira, mi pareja no logra excitarse completamente en una relación sexual conmigo, no sé si es por mi culpa o por la de ella, lo cierto es que quisiera me dé algunos consejos para hacer que ella se excite. Fernando, 22 años, México D.F.

No cabe duda que los juegos antes de la penetración son muy importantes para las mujeres, te recomiendo que no vayas directamente a la penetración, tomate tú tiempo y estimula diferentes zonas de su cuerpo, tales como las orejas, el cuello, los brazos, las manos, la espalda, la entrepierna, las nalgas, su vulva, los muslos e inclusive los pies, los labios y la cara. Esto permite que la mujer se excite y lubrique, preparándola para la penetración. Nunca olvides el clítoris, después del cerebro, es el órgano sexual más importante en las mujeres, si este no es estimulado correctamente, no lograrás llevarla al orgasmo. Finalmente, el sexo no debe ser reducido solamente a un acto de penetración y eyaculación. Muchas mujeres expresan que los juegos pre-coitales pueden ser tan o más importantes que la penetración. Recuerda que para que ella logre el orgasmo debe excitarse primero, es una condición indispensable que ella no puede omitir para alcanzar su respuesta sexual.

Sobre satisfacción y sexo oral

Dr. Sira, a mi pareja no le gusta que yo le haga sexo oral pero a mi me fascina hacérselo por que eso me excita muchísimo ¿qué podría estar haciendo mal? Por favor ayúdeme. Alberto, 25 años, Lugo.

Estimado Renato, para que un hombre pueda excitar a su pareja debe conocer cómo es y cómo funciona el cuerpo de una mujer. Date el tiempo para ubicar su clítoris, ver cómo están conformados los labios vaginales, dónde y cómo es la entrada de su vagina. Si no sabes dónde está todo, va a ser difícil estimularla correctamente. Durante el sexo oral no vayas directamente al clítoris, primero besa las zonas circundantes y gradualmente dirígete a él. Como los senos, el clítoris debe ser tratado con cariño, no lo muerdas, ni lo estimules con rudeza. La clave es empezar lento y prestarle atención al lenguaje corporal de tu pareja, a medida que veas que ella se excita más, puedes estimularlo con un poco más de intensidad y rapidez. Es importante mantener un ritmo constante de estímulos con la lengua, alrededor y sobre el clítoris. Algunas mujeres requieren de mucho tiempo para lograr un orgasmo con el sexo oral, a otras les es imposible. Y como toda zona del cuerpo, tarde o temprano, después de un estímulo prolongado puede comenzar a causar fastidio o dolor. A veces es mejor no exagerar y limitar el sexo oral a un tiempo prudencial. Si ella quiere que sigas te lo hará saber, y si ya tuvo suficiente, es mejor que no fuerces la situación. El estimular los labios vaginales e introducir tu lengua en su vagina puede también causar sensaciones muy placenteras y excitantes. El sexo oral puede ser complementado con la estimulación manual. Utiliza tus manos para separar ligeramente los labios vaginales y exponer el clítoris, o introduce un dedo en su vagina al mismo tiempo que estimulas su clítoris con tu lengua. También puedes acariciar sus senos con tus manos, mientras que estimulas su clítoris con tu lengua.

Dr. Sira, siempre se ha dicho que lo más importante en un matrimonio es tener un buen sexo. ¿Es cierto eso? Rafael, 35 años, Madrid.

Sobre satisfacción sexual y matrimonio

La satisfacción sexual es un elemento fundamental en toda relación de pareja. Desde un punto de vista subjetivo, cuando la pareja funciona bien sexualmente, concede a la sexualidad un valor del 20% dentro de la relación. Sin embargo, si el sexo es insatisfactorio, le confiere un valor de un 80%. Esto es comprensible, pues con carácter general tendemos a maximizar y hasta catastrofizar todo aquello que no marcha bien o nos preocupa, y al contrario, lo que no nos produce ansiedad ni molestia suele ser desestimado.

Sobre satisfacción y sexo anal

Dr. Sira, ¿cómo una mujer puede lograr satisfacción sexual a través del sexo anal? Juan, 32 años, Valencia.

Practicar el sexo anal al igual que cualquier otra maniobra escogida para alcanzar el orgasmo es una decisión de ambos miembros de la pareja. Si ambos están de acuerdo, hay tres consideraciones a tomar en cuenta: La primera: debes utilizar abundante lubricante a base de agua. En lo que se refiere al sexo anal, nunca está de más un poco más de lubricante. El recto es un músculo que no está diseñado para ser penetrado, a diferencia de la vagina, éste no posee lubricación propia. Sin lubricante o con poco lubricante la penetración será extremadamente dolorosa. La segunda, es que siempre debes utilizar condón. El recto está lleno de microorganismos que pueden causar severas infecciones a tu pene y a tu sistema urinario. Además, a través del sexo anal uno está más en riesgo de contraer el VIH debido a las micro-heridas que se producen. Tercero: mucha paciencia y comunicación. El sexo anal, si se hace de forma apresurada, puede ser muy doloroso e inclusive causarle desgarros musculares a tu pareja, y en algunos casos lesiones a tu pene. Es recomendable iniciar el sexo anal introduciendo primero un dedo, de esa manera el recto se va acostumbrando a la penetración. Luego, lentamente introduce el pene, siempre preguntándole a tu pareja si siente dolor y si puedes continuar.

No pienses que el sexo anal se puede lograr en un día. Por lo general toma varias sesiones hasta que ambos aprenden a hacerlo sin causar dolor.

Sobre satisfacción sexual en la mujer y en el hombre

Dr. Sira, tengo entendido que la satisfacción sexual para el hombre es eyacular, pero no estoy muy claro con respecto a la satisfacción de la mujer, puesto que a pesar de que ellas son capaces de alcanzar el orgasmo no poseen la capacidad de eyacular igual que uno, por lo tanto el orgasmo en ella no es visible como en el caso del hombre. He estado con mujeres que me dicen que no han alcanzado el orgasmo conmigo pero que quedaron muy satisfechas en esas relaciones sexuales. ¿Debo creerles eso? Luis, 33 años, Cumana.

Estimado Luis, debes entender que la satisfacción sexual es diferente en cada mujer. Para muchas, significará poder alcanzar su total potencial orgásmico, mientras que, para otras, la intimidad emocional (sentirse amadas y deseadas) y física serán los aspectos más importantes del acto sexual, alcancen o no el orgasmo. El comportamiento sexual está mucho más sujeto a estados y cambios de ánimo que cualquier otra función de la vida. Puede resultar algo estático, apasionado y mutuamente orgásmico, o bien cómodo y confortable, como un abrazo. Muchas mujeres están conscientes y no esperan "que la tierra tiemble" en todas las ocasiones, a diferencia del hombre el cual se exige un 100% de efectividad en cada relación sexual con respecto a alcanzar sus erecciones y eyacular. Lo más importante es que cada uno de los miembros de la pareja se sienta sexual y emocionalmente satisfechos durante y después de una sesión amorosa.

3
Capítulo

¿Cómo sé que estoy
sano sexualmente?

> *A continuación se presentan una serie de cuestionarios sencillos con el fin de orientar a los lectores sobre cómo se encuentran determinados aspectos de su vida sexual.*

3.1.-Cuestionarios validados científicamente

3.2.-Otros cuestionarios:

Cuestionario de funcionamiento sexual del Hospital General de Massachusetts (MGH)

Descripción:
• Consta de 5 ítems que evalúan las siguientes áreas de la respuesta sexual humana: interés, excitación, orgasmo, erección y satisfacción global.

Corrección e interpretación:
• Proporciona puntuaciones en cada una de las fases de la respuesta sexual y puntuación de satisfacción global (es decir, cada ítem representa la puntuación en la fase que explora).
• En cada una de esas puntuaciones el punto de corte establecido por los autores originales es:

Mujeres:	4-8 normal
	9-24 disfuncional
Hombres:	5-10 normal
	11-30 disfuncional

Por favor, responda a todas las preguntas marcando con un círculo la respuesta correcta o la respuesta que le parece a usted la más adecuada en su caso (considere como «normal» el período previo de su vida, cuando estuvo más satisfecho con su funcionamiento sexual).

a) ¿Cómo ha sido su interés sexual durante el último mes?

1	2	3	4	5	6
Más de lo normal	Normal	Mínimamente disminuído	Moderadamente disminuído	Marcadamente disminuído	Totalmente ausente

b) ¿Cómo ha sido su capacidad para conseguir estimulación o excitación sexual en el último mes?

1	2	3	4	5	6
Más de lo normal	Normal	Mínimamente disminuído	Moderadamente disminuído	Marcadamente disminuído	Totalmente ausente

c) ¿Cómo ha sido su capacidad para conseguir el orgasmo en el último mes?

1	2	3	4	5	6
Más de lo normal	Normal	Mínimamente disminuído	Moderada-mente disminuído	Marcadamente disminuído	Totalmente ausente

d) (Para hombres solamente) ¿Cómo ha sido su capacidad para conseguir y mantener una erección en el último mes?

1	2	3	4	5	6
Más de lo normal	Normal	Mínimamente disminuído	Moderada-mente disminuído	Marcadamente disminuído	Totalmente ausente

e) ¿Cómo calificaría su satisfacción sexual global en el último mes?

1	2	3	4	5	6
Más de lo normal	Normal	Mínimamente disminuído	Moderada-mente disminuído	Marcadamente disminuído	Totalmente ausente

Índice de la Función Sexual Femenina (FSFI)

Identificación

Fecha

Marque la respuesta que mejor describa su situación en las últimas cuatro semanas.
Por favor, asegúrese que escoge una única respuesta para cada pregunta.

1. Durante las últimas cuatro semanas ¿con qué frecuencia ha sentido deseo sexual o interés por el sexo?

   ○ Casi nunca o nunca
   ○ En algunos momentos
   ○ Buena parte del tiempo
   ○ La mayor parte del tiempo
   ○ Casi siempre o siempre

2. Durante las últimas cuatro semanas ¿cómo calificaría su nivel de deseo sexual o interés por el sexo?

   ○ Muy bajo o nulo
   ○ Bajo
   ○ Moderado
   ○ Alto
   ○ Muy alto

3. Durante las últimas cuatro semanas ¿con qué frecuencia ha sentido excitación sexual durante la estimulación sexual o el acto sexual?

   ○ No he tenido actividad sexual
   ○ Nunca/Casi nunca
   ○ Pocas veces (menos de la mitad de las veces)
   ○ A veces (aproximadamente la mitad de las veces)

- ○ La mayoría de las veces (mucho más de la mitad de las veces)
- ○ Casi siempre/siempre

4. Durante las últimas cuatro semanas ¿cómo calificaría su nivel de excitación sexual durante la estimulación sexual o el acto sexual?

- ○ No he tenido actividad sexual
- ○ Muy bajo o nulo
- ○ Bajo
- ○ Moderado
- ○ Alto
- ○ Muy alto

5. Durante las últimas cuatro semanas, ¿cómo calificaría la confianza que ha tenido usted en excitarse sexualmente durante la estimulación sexual o el acto sexual?

- ○ No he tenido actividad sexual
- ○ Muy baja o ninguna confianza
- ○ Confianza baja
- ○ Confianza moderada
- ○ Confianza alta
- ○ Confianza muy alta

6. Durante las últimas cuatro semanas ¿ con qué frecuencia se ha sentido satisfecha con el nivel de excitación sexual alcanzado durante la estimulación sexual o el acto sexual?

- ○ No he tenido actividad sexual
- ○ Nunca/Casi nunca
- ○ Pocas veces (menos de la mitad de las veces)
- ○ A veces (aproximadamente la mitad de las veces)
- ○ La mayoría de las veces (mucho más de la mitad de las veces)
- ○ Casi siempre/siempre

7. Durante las últimas cuatro semanas ¿con qué frecuencia ha conseguido lubricar (humedecer) su vagina durante la actividad sexual o el acto sexual?

- ○ No he tenido actividad sexual
- ○ Nunca/Casi nunca
- ○ Pocas veces (menos de la mitad de las veces)
- ○ A veces (aproximadamente la mitad de las veces)
- ○ La mayoría de las veces (mucho más de la mitad de las veces)
- ○ Casi siempre/siempre

8. Durante las últimas cuatro semanas ¿en qué medida le ha resultado difícil conseguir lubricar (humedecer) su vagina durante la actividad sexual o el acto sexual?

- ○ No he tenido actividad sexual
- ○ Extremadamente difícil o imposible
- ○ Muy difícil
- ○ Difícil
- ○ Ligeramente difícil
- ○ Nada difícil

9. Durante las últimas cuatro semanas ¿con qué frecuencia ha conseguido mantener la lubricación (humedad) de su vagina hasta terminar la actividad sexual o el acto sexual?

- ○ No he tenido actividad sexual
- ○ Nunca/Casi nunca
- ○ Pocas veces (menos de la mitad de las veces)
- ○ A veces (aproximadamente la mitad de las veces)
- ○ La mayoría de las veces (mucho más de la mitad de las veces)
- ○ Casi siempre/siempre

10. Durante las últimas cuatro semanas ¿en qué medida le ha resultado difícil mantener la lubricación (humedad) de su vagina hasta completar la actividad sexual o el acto sexual?

○ No he tenido actividad sexual

○ Extremadamente difícil o imposible

○ Muy difícil

○ Difícil

○ Ligeramente difícil

○ Nada difícil

11. Durante las últimas cuatro semanas, cuando ha tenido estimulación sexual o ha realizado el acto sexual, ¿con qué frecuencia ha alcanzado el orgasmo?

○ No he tenido actividad sexual

○ Nunca/Casi nunca

○ Pocas veces (menos de la mitad de las veces)

○ A veces (aproximadamente la mitad de las veces)

○ La mayoría de las veces (mucho más de la mitad de las veces)

○ Casi siempre/siempre

12. Durante las últimas cuatro semanas, cuando usted ha tenido estimulación sexual o ha realizado el acto sexual ¿en qué medida le ha resultado difícil alcanzar el orgasmo?

○ No he tenido actividad sexual

○ Extremadamente difícil o imposible

○ Muy difícil

○ Difícil

○ Ligeramente difícil

○ Nada difícil

13. Durante las últimas cuatro semanas ¿en qué medida se ha sentido satisfecha con su capacidad para alcanzar el orgasmo durante la actividad sexual o el acto sexual?

○ No he tenido actividad sexual

○ Muy insatisfecha

- ○ Moderadamente insatisfecha
- ○ Ni satisfecha /ni insatisfecha
- ○ Moderadamente satisfecha
- ○ Muy satisfecha

14. Durante las últimas cuatro semanas ¿en qué medida se ha sentido satisfecha con el nivel de sintonía emocional alcanzado, entre usted y su pareja, durante la actividad sexual?

- ○ No he tenido actividad sexual
- ○ Muy insatisfecha
- ○ Moderadamente insatisfecha
- ○ Ni satisfecha /ni insatisfecha
- ○ Moderadamente satisfecha
- ○ Muy satisfecha

15. Durante las últimas cuatro semanas ¿en qué medida se ha sentido satisfecha con la relación sexual con su pareja?

- ○ Muy insatisfecha
- ○ Moderadamente insatisfecha
- ○ Ni satisfecha /ni insatisfecha
- ○ Moderadamente satisfecha
- ○ Muy satisfecha

DESCRIPCIÓN

El FSFI es un cuestionario autoadministrado breve, sencillo y fácil de aplicar, en el cual la mujer tiene que responder a 19 cuestiones diferentes y seleccionar en cada una de ellas una de las 6 respuestas posibles que mejor describa su situación durante los últimos 4 semanas (una respuesta de 0 indica que no ha habido actividad sexual, una de 1 indica el mayor deterioro funcional y una de 5 el menor). Del análisis factorial se deducen 6 dominios diferentes que explora el cuestionario: Deseo (ítems 1,2); Excitación (ítems

3, 4, 5, 6); Lubricación (ítems 7, 8, 9, 10); Orgasmo (ítems 11, 12, 13); Satisfacción (ítems 14, 15)

INTERPRETACIÓN

- La puntuación total del test oscila entre 4 y 95 puntos.
- El dominio Deseo puntúa un mínimo de 2 y un máximo de 10.
- El dominio Excitación puntúa un mínimo de 0 y un máximo de 20.
- El dominio Lubricación puntúa un mínimo de 0 y un máximo de 20.
- El dominio Orgasmo puntúa un mínimo de 0 y un máximo de 15.
- El dominio Satisfacción puntúa un mínimo de 2 y un máximo de 15.

Acto sexual: Se define como la penetración de la pareja.

Estimulación sexual: Incluye situaciones como juegos amorosos con una pareja o mirar fotos eróticas, etc.

Actividad sexual: Incluye el acto sexual, caricias, juegos anteriores al acto y la masturbación.

Excitación sexual: Fase inicial de la respuesta sexual que en la mujer se caracteriza por el inicio de la lubricación vaginal, la dilatación de la parte superior de la vagina y el aumento de tamaño del clítoris y los senos.

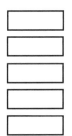

DOMINIO DESEO:

DOMINIO EXCITACION:

DOMINIO LUBRICACIÓN:

DOMINIO ORGASMO:

DOMINIO SATISFACCIÓN:

TOTAL:

Índice Internacional de Función Eréctil (IIEF)

Estas preguntas se refieren a los efectos que su problema de erección ha tenido sobre su vida sexual durante las últimas cuatro semanas.

Conteste las siguientes preguntas tan sincera y claramente como sea posible. Para responder a estas preguntas, tenga en cuenta las siguientes definiciones:

- **Actividad sexual:** incluye la relación sexual, caricias, juegos previos y masturbación.
- **Relación sexual:** se define como la penetración de la pareja.
- **Estimulación sexual:** incluye situaciones como el juego previo con la pareja, la estimulación visual mediante imágenes eróticas, etc.
- **Eyaculación:** la expulsión de semen del pene (o la sensación que produce).

1. Durante las últimas cuatro semanas, ¿con qué frecuencia logró una erección durante la actividad sexual? (Marque sólo una casilla.)

- ○   1. No tuvo actividad sexual
- ○   2. Casi nunca o nunca
- ○   3. Pocas veces (muchas menos de la mitad de las veces)
- ○   4. Algunas veces (aproximadamente la mitad de las veces)
- ○   5. La mayoría de las veces (muchas más de la mitad de las veces)
- ○   6. Casi siempre o siempre

2. Durante las últimas cuatro semanas, cuando tuvo erecciones con la estimulación sexual, ¿con qué frecuencia fue suficiente la rigidez para la penetración? (Marque sólo una casilla.)

- ○   1. No tuvo actividad sexual
- ○   2. Casi nunca o nunca
- ○   3. Pocas veces (muchas menos de la mitad de las veces)
- ○   4. Algunas veces (aproximadamente la mitad de las veces)
- ○   5. La mayoría de las veces (muchas más de la mitad de las veces)
- ○   6. Casi siempre o siempre

Las siguientes tres preguntas se refieren a las erecciones du-
rante la relación sexual:

3. Durante las últimas cuatro semanas, al intentar una relación sexual, ¿con qué frecuencia logró penetrar a su pareja? (Marque sólo una casilla.)

- ○ 1. No intentó una relación sexual
- ○ 2. Casi nunca o nunca
- ○ 3. Pocas veces (muchas menos de la mitad de las veces)
- ○ 4. Algunas veces (aproximadamente la mitad de las veces)
- ○ 5. La mayoría de las veces (muchas más de la mitad de las veces)
- ○ 6. Casi siempre o siempre

4. Durante las últimas cuatro semanas, durante la relación sexual, ¿con qué frecuencia logró mantener la erección después de la penetración? (Marque sólo una casilla.)

- ○ 1. No intentó una relación sexual
- ○ 2. Casi nunca o nunca
- ○ 3. Pocas veces (muchas menos de la mitad de las veces)
- ○ 4. Algunas veces (aproximadamente la mitad de las veces)
- ○ 5. La mayoría de las veces (muchas más de la mitad de las veces)
- ○ 6. Casi siempre o siempre

5. Durante las últimas cuatro semanas, durante la relación sexual, ¿cuál fue el grado de dificultad para mantener la erección hasta completar la relación sexual? (Marque sólo una casilla)

- ○ 1. No intentó una relación sexual
- ○ 2. Sumamente difícil
- ○ 3. Muy difícil
- ○ 4. Difícil
- ○ 5. Ligeramente difícil
- ○ 6. No fue difícil

6. Durante las últimas cuatro semanas, ¿cuántas veces intentó una relación sexual? (Marque sólo una casilla.)

- ○ 1. No lo intentó
- ○ 2. 1-2 intentos
- ○ 3. 3-4 intentos
- ○ 4. 5-6 intentos
- ○ 5. 7-10 intentos
- ○ 6. 11 o más intentos

7. Durante las últimas cuatro semanas, cuando intentó una relación sexual, ¿con qué frecuencia resultó satisfactoria para usted?
(Marque sólo una casilla.)

- ○ 1. No intenté una relación sexual
- ○ 2. Casi nunca o nunca
- ○ 3. Pocas veces (muchas menos de la mitad de las veces)
- ○ 4. Algunas veces (aproximadamente la mitad de las veces)
- ○ 5. La mayoría de las veces (muchas más de la mitad de las veces)
- ○ 6. Casi siempre o siempre

8. Durante las últimas cuatro semanas, ¿cuánto ha disfrutado de la relación sexual? (Marque sólo una casilla.)

- ○ 1. No tuvo relaciones sexuales
- ○ 2. Nada
- ○ 3. No mucho
- ○ 4. Bastante
- ○ 5. Mucho
- ○ 6. Muchísimo

9. Durante las últimas cuatro semanas, durante la estimulación o la relación sexual, ¿con qué frecuencia eyaculó? (Marque sólo una casilla)

- ○ 1. No tuvo estimulación ni relación sexual
- ○ 2. Casi nunca o nunca
- ○ 3. Pocas veces (muchas menos de la mitad de las veces)

○ 4. Algunas veces (aproximadamente la mitad de las veces)
○ 5. La mayoría de las veces (muchas más de la mitad de las veces)
○ 6. Casi siempre o siempre

10. Durante las últimas cuatro semanas, durante la estimulación o la relación sexual, ¿con qué frecuencia tuvo una sensación de orgasmo (con o sin eyaculación)? (Marque sólo una casilla.)
○ 1. No tuvo estimulación ni relación sexual
○ 2. Casi nunca o nunca
○ 3. Pocas veces (muchas menos de la mitad de las veces)
○ 4. Algunas veces (aproximadamente la mitad de las veces)
○ 5. La mayoría de las veces (muchas más de la mitad de las veces)
○ 6. Casi siempre o siempre

Las siguientes dos preguntas se refieren al deseo sexual, definido como una sensación que puede ser un deseo de tener una experiencia sexual (p. ej., masturbación o relación sexual), un pensamiento sobre una relación sexual o un sentimiento de frustración por no tener una relación sexual.

11. Durante las últimas cuatro semanas, ¿con qué frecuencia ha sentido un deseo sexual? (Marque sólo una casilla.)
○ 1. Casi nunca o nunca
○ 2. Pocas veces (mucho menos de la mitad del tiempo)
○ 3. Algunas veces (aproximadamente la mitad del tiempo)
○ 4. La mayor parte del tiempo (mucho más de la mitad del tiempo)
○ 5. Casi siempre o siempre

12. Durante las últimas cuatro semanas, ¿cómo calificaría su nivel de deseo sexual? (Marque sólo una casilla.)
○ 1. Muy bajo o ausente
○ 2. Bajo

○ 3. Moderado
○ 4. Elevado
○ 5. Muy elevado

13. Durante las últimas cuatro semanas, ¿cuál ha sido el grado de satisfacción con su vida sexual en general? (Marque sólo una casilla.)
○ 1. Muy insatisfecho
○ 2. Moderadamente insatisfecho
○ 3. Satisfecho e insatisfecho, en proporciones iguales
○ 4. Moderadamente satisfecho
○ 5. Muy satisfecho

14. Durante las últimas cuatro semanas, ¿cuál ha sido el grado de satisfacción con la relación sexual con su pareja? (Marque sólo una casilla.)
○ 1. Muy insatisfecho
○ 2. Moderadamente insatisfecho
○ 3. Satisfecho e insatisfecho, en proporciones iguales
○ 4. Moderadamente satisfecho
○ 5. Muy satisfecho

15. Durante las últimas cuatro semanas, ¿cómo calificaría la confianza que tiene en poder lograr y mantener una erección? (Marque sólo una casilla.)
○ 1. Muy baja
○ 2. Baja
○ 3. Moderada
○ 4. Elevada
○ 5. Muy elevada

Descripción:
• Desarrollada con la intención de crear un instrumento breve, psicométricamente válido y que no fuera molesto para los pacientes para la evaluación de la disfunción eréctil.
• Consta de 15 ítems que evalúan la presencia de problemas en las distintas fases de la respuesta sexual humana (deseo, erección, eyaculación y or-

gasmo), y cómo éstos han afectado a la vida sexual del paciente (satisfacción en la relación sexual y satisfacción global).

• Se trata de una escala autoaplicada. Al principio de la escala se proporciona al paciente un pequeño glosario con los términos que se utilizan para facilitar la correcta comprensión de lo que se pregunta.

• El marco de referencia temporal son las cuatro últimas semanas.

Interpretación:

- Los puntos de corte establecidos son:

•	Disfunción eréctil grave:	6-10
•	Moderada:	11-16
•	Leve:	17-25
•	Sin disfunción eréctil:	26-30

6-10, disfunción eréctil grave; 11-16, moderada; 17-25, leve; 26-30, sin disfunción eréctil.

Índice de Severidad en Eyaculadores Precoces (ISEP)
(Metz, Pryor & Nesvacil; 1995)

Para cada pregunta que se le hará a continuación, por favor encierre en un círculo el número que más se acerque a lo que generalmente le sucede durante sus relaciones sexuales:

1. ¿Desde cuando ha tenido eyaculación precoz?

10	9	8	7	6	5	4	3	2	1	0

Inicialmente ("Toda mi vida")	Intermitente ("A veces si, a veces no")	Recientemente ("Empezó hace poco")

2. ¿Cuál es el porcentaje de actos sexuales en los cuales usted eyacula precozmente?

10	9	8	7	6	5	4	3	2	1	0
10%	9%	8%	7%	6%	5%	4%	3%	2%	1%	0%

3. ¿Cuándo eyacula usualmente?

10	9	8	7	6	5	4	3	2	1	0

Antes de penetrar	Al penetrar	Corto tiempo después de penetrar	Después de varios movimientos

4. Si puede tener relaciones sexuales, ¿cuánto tarda antes de eyacular?

10	9	8	7	6	5	4	3	2	1	0
No llego a penetrar	15 seg	30 seg	1 min	2 min	3 min	4 min	5 min	10 min	15 min	más de 15 min

5. Califique la intensidad o vigor de la estimulación física al momento de eyacular

10	9	8	7	6	5	4	3	2	1	0

Muy suave, pequeña o lenta   Muy intensa, vigorosa o rápida

6. ¿Cuán dificultoso es para usted controlar su eyaculación?

10	9	8	7	6	5	4	3	2	1	0

Extremadamente dificultoso de controlar   Extremadamente fácil de controlar

7. ¿Cuánto se disgusta su pareja cuando usted eyacula precozmente

10	9	8	7	6	5	4	3	2	1	0

Extremadamente disgustada   Muy calmada

8. ¿Cuánto se disgusta usted por eyacular precozmente?

10	9	8	7	6	5	4	3	2	1	0

Gran impacto (me he vuelto tímido, ha arruinado mis relaciones)   Ningún impacto significativo

10. ¿Con qué frecuencia ha tenido sexo con problemas de erección peneana?

10	9	8	7	6	5	4	3	2	1	0
10%	9%	8%	7%	6%	5%	4%	3%	2%	1%	0%

INDICE DE SEVERIDAD EN EYACULADORES PRECOCES
(Para determinar su índice, sume los items ISEP del 1 AL 10, y coloque el promedio abajo y en el comienzo de la pagina 1)
PROMEDIO TOTAL : (   )

10	90	80	70	60	50	40	30	20	10	0

Severidad extrema   Severidad leve

Inventario de ansiedad de Beck

Nombre:
Fecha:

Abajo encontrará una lista de síntomas de la ansiedad. Por favor lea cuidadosamente cada ítem de la lista. Indique cuánto le ha molestado cada uno de estos síntomas durante la SEMANA PASADA, INCLUYENDO EL DÍA DE HOY, marcando con un círculo el número que identifica mejor la intensidad del síntoma "0" (No ha estado presente); "1" (Levemente, no me ha molestado mucho); "2" (Moderadamente ha sido molesto, pero lo he podido soportar); "3" (Severamente, difícilmente lo he soportado).

1. Adormecimiento o cosquilleo.	0	1	2	3
2. Sentirse acalorado.	0	1	2	3
3. Piernas tambaleantes.	0	1	2	3
4. Incapacidad para relajarme.	0	1	2	3
5. Temor de que suceda lo peor.	0	1	2	3
6. Mareo.	0	1	2	3
7. Taquicardia.	0	1	2	3
8. Inquietud.	0	1	2	3
9. Aterrorizado.	0	1	2	3
10. Nervioso.	0	1	2	3
11. Sensación de ahogo.	0	1	2	3
12. Manos temblorosas.	0	1	2	3
13. Escalofríos.	0	1	2	3
14. Temor a perder el control	0	1	2	3
15. Dificultad para respirar.	0	1	2	3
16. Temor a morir.	0	1	2	3
17. Asustado.	0	1	2	3
18. Indigestión o molestias estomacales.	0	1	2	3
19. Desmayo.	0	1	2	3
20. Rostro sonrojado.	0	1	2	3
21. Sudoración. (No debida a calor.)	0	1	2	3

- Valores De 0 a 7 No ansiedad
- De 8 a 15 Ansiedad leve
- De 16 a 25 Ansiedad moderada
- De 26 a 63 Ansiedad severa

4

Capítulo

¿Cómo mejorar tu
relación sexual y de pareja?

PROBLEMAS DEL DESEO SEXUAL

¿Cómo se identifica un problema de deseo sexual?

Se puede ver una disminución o ausencia de las fantasías sexuales y una disminución en el deseo de tener actividad sexual, generando como consecuencia angustia en la persona que lo padece. El trastorno del deseo sexual inhibido o hipoactivo, como se le conoce científicamente, puede ser de toda la vida (origen primario) o adquirido después de un periodo de funcionamiento normal (origen secundario), también puede presentarse en cualquier persona o específicamente con cierta pareja. Se da en el 20% de las mujeres y el 10% de los hombres.

Causas:

El deseo sexual y la respuesta sexual del ser humano son procesos muy complejos, que incluyen:
- -la actividad cerebral
- -la actividad hormonal
- -la actividad cognitiva (están englobadas tanto las experiencias sexuales o "aprendizaje" del individuo como sus motivaciones e intereses en el momento de la respuesta sexual).

Cuando uno de estos tres elementos se desincroniza del resto, tanto el deseo como la respuesta sexual del hombre o la mujer se ven afectados. Esto trae como consecuencia disfunciones sexuales, tales como la falta de excitación, la disfunción eréctil, la imposibilidad de llegar al orgasmo o el vaginismo (dolor durante la penetración).

El origen primario de este trastorno puede asociarse a acontecimientos traumáticos durante la infancia o la adolescencia, a la supresión de fantasías sexuales, al contexto de una familia disfuncional o, en ocasiones, a niveles bajos de andrógenos. Por lo general se consideran posibles causas niveles de testosterona inferiores a 300 ng/dl en el hombre y menores de 10 ng/dl en la mujer. La testosterona es necesaria para mantener intacto el deseo tanto en hombres como mujeres, pero por sí sola no es suficiente; por otro lado, corregir la deficiencia hormonal puede que no mejore el trastorno de deseo sexual inhibido si no se trabaja y se desarrolla la parte cognitiva del paciente, es decir sus fantasías sexuales.

El origen secundario de este trastorno suele deberse a aburrimiento o infelicidad en una relación de mucho tiempo, depresión (que en el hombre conduce a la disminución del interés por el sexo con mayor frecuencia que a la disfunción eréctil y en la mujer a inhibición de la excitación), dependencia de alcohol o drogas psicoactivas, efectos secundarios de medicamentos (por ejemplo, antihipertensivos o antidepresivos) y deficiencias hormonales.

Otros factores asociados son el insomnio o períodos inadecuados de sueño que ocasionan fatiga. Esta disfunción también puede estar asociada con otras disfunciones sexuales y algunas veces puede ser causada por éstas. Por ejemplo, la mujer que no es capaz de tener un orgasmo o que presenta dolor en el acto sexual, o el hombre que tiene problemas de erección o eyaculación retardada, pueden perder interés en el sexo porque comunmente está asociado con fracaso o con una actividad no muy placentera.

Pero... ¿qué es un apetito sexual normal?

El apetito sexual está controlado básicamente por la testosterona, una hormona masculina cuya cantidad varía según cada persona. Esto hace que la frecuencia del deseo sexual pueda variar en un rango normal que va desde la frecuencia de deseo sexual alta, frecuencia media y que puede llegar hasta la frecuencia de deseo sexual baja. Cuando hablamos de frecuencia alta, nos referimos a hombres y mujeres que tienen deseo sexual diario hasta cada 4 días, entendiéndose como deseo sexual, el querer mantener un contacto sexual con otra persona o el querer masturbarse uno mismo. La frecuencia media comprende las personas que tienen deseo sexual desde cada 5 días hasta cada 10 días, y por ultimo la frecuencia baja clasifica a las personas que tienen deseo sexual desde cada 11 días hasta cada 15 días. Todo el mundo, por lo tanto, tiene un apetito sexual diferente, es importante tener en cuenta que, mientras tu pareja y tú estéis satisfechos con la frecuencia de las relaciones sexuales, deberiais considerar que el apetito sexual es normal.

Algunas veces, más que presentarse un deseo inhibido, puede existir simplemente discrepancia en los niveles de interés sexual entre los dos miembros de la pareja. Es decir, el deseo sexual puede variar en días y las horas en las que se interese satisfacerlo.

A veces, alguien puede afirmar que su pareja presenta deseo sexual inhibido (por debajo de lo normal) cuando, en realidad, esa persona que le reclama a su pareja puede tener un deseo sexual hiperactivo (por encima de lo normal) y es más exigente sexualmente.

Otros factores a tomar en cuenta:

El estilo de vida

Esto depende de ti e influye decisivamente en el apetito sexual. Si crees que tu libido está decayendo, deberías:

- Dormir mucho, puesto que el cansancio disminuye la libido.
- Evitar el estrés, ya que reduce la cantidad de testosterona.
- Hacer más ejercicio, con lo que potenciarás el metabolismo, mejorarás las hormonas generadas por el estrés.
- Dejar de fumar: puede que el número de cigarrillos fumados y la rigidez de una erección guarden relación.
- Reducir el consumo de alcohol: beber en exceso aumenta el ritmo al que disminuye la testosterona.
- Tomar un complejo vitamínico: la falta de algunas vitaminas o minerales puede reducir el apetito sexual.
- Consultar a tu médico para asegurarte de que la libido baja no es un efecto secundario de una medicación prescrita.

Si crees que tu apetito sexual es menor de lo normal, es importante buscar ayuda. Primero consulta a tu médico de confianza, que puede enviarte a un sexólogo.

Tratamiento

El tratamiento se debe orientar en forma individual de acuerdo a los factores que pueden inhibir el interés sexual.

Algunas parejas necesitarán trabajo de mejoramiento de la relación o terapia de pareja antes de centrarse directamente en el incremento de la actividad sexual. Otras parejas necesitarán un poco de instrucción sobre el desarrollo de destrezas en la resolución de conflictos y requerirán ayuda para resolver las diferencias en aquellas áreas no relacionadas con el sexo.

Muchas parejas también necesitarán concentrarse directamente en la relación sexual, donde a través de la educación y las tareas de pareja puedan expandir la variedad y el tiempo dedicado a la actividad sexual. Es posible que algunas parejas necesiten concentrarse en las formas de poder acercarse sexualmente a la otra persona de una manera más conveniente y efectiva.

Prevención

Una buena forma de prevenir el deseo sexual inhibido es reservar tiempo para la intimidad no sexual con la pareja, ya que las parejas que semanalmente reservan tiempo para hablar, salir solos a alguna parte y sin los hijos, mantendrán una relación más estrecha y es más probable que sientan interés sexual.

Las parejas también deben separar el sexo del afecto, de tal manera que ninguno sienta temor a ser cariñoso constantemente, temiendo que ello sea interpretado como una invitación a tener un contacto sexual.

Buscar información en el área sexual a través de la lectura adecuada en pareja, tomar cursos acerca de la comunicación de pareja o ver videos sobre masajes y ponerlos en práctica también puede estimular los sentimientos de acercamiento. Para algunas personas, la lectura de novelas o ver películas con contenido erótico o romántico también les puede servir para estimular el deseo sexual.

El reservar un "tiempo preferencial" de manera regular antes de sucumbir al agotamiento, tanto para hablar como para la intimidad sexual, estimulará la cercanía y el deseo sexual.

Ejercicios para mejorar el deseo sexual

• **Uno de los más importantes es aprender y comenzar a fantasear ¿Cómo lograrlo?** En primer lugar, piense en alguna ocasión en la que tuvo una experiencia sexual sensacional, ahora déle más brillo a la visualización de esa experiencia, hágala más grande y céntrese en una parte de la escena, hágala tridimensional, déle profundidad, introduzca el sentido del tacto, sienta con los dedos, con los labios, con el cuerpo, con la piel, introduzca el sonido ¿qué es lo que hacía que su cuerpo se sintiera así? ¿Cuáles son sus emociones? Mejore esas sensaciones. Vea ahora la escena como si estuviera actuando en un teatro, puede verse a sí mismo como un intérprete, comprometido con toda la actividad. Ya estando en el escenario examine la acción más de cerca, cuando encuentre que una parte de la escena le atrae, reduzca el tiempo, y vea la actividad en cámara lenta, salte dentro y ocupe un papel activo, forme parte de la acción. Olvide los miedos (a quedar mal y a exponerse al rechazo; a la posibilidad de embarazo o de contraer enfermedades de transmisión sexual).

• **Hay que permitirse ser creativo, animarse a hablar francamente con su pareja para saber lo que a ambos les gusta y lo que no, lo que el otro necesita y cómo, es indispensable para lograr una plena relación sexual con la cual ambos queden satisfechos.** Las zonas erógenas de excitación en la mujer son la boca, a través de los besos, ya sean suaves o apasionados, desde el nacimiento del cabello hasta la frente, las sienes, las cejas, los párpados y las mejillas. El lóbulo de la oreja, el cuello, los senos, los pezones y el área alrededor del ombligo. La pareja en conjunto debe aprender a encontrar la forma mas placentera de estimularse mutuamente. El clítoris es donde la sensibilidad y el placer llegan al máximo nivel, dado que es una zona de gran irrigación sanguínea y permite a la mujer "sentir" el acto sexual en plenitud.

● **Para el hombre, las caricias en los genitales, son estímulos que provocan una excitación inmediata.** Los hombros, las palmas de las manos, la espalda, el pecho y las tetillas son sus otros puntos débiles en la intimidad.

● **Baño salado.** El agua salada purifica y estimula el cuerpo. Si vives cerca de la costa, aprovecha cualquier ocasión para nadar en el mar y renovarte de energía. Si no es así, prepárate de vez en cuando un baño de agua templada y añádele un vasito de sal.

● **Caliente/ frío.** Los contrastes de temperatura son ideales para despertar la energía sexual. En la ducha, alterna el agua caliente con la fría. Después de esta sesión te sentirás lleno de vigor.

● **Sábanas sensuales.** Procura que la ropa de la cama sea suave y agradable al tacto. La seda y el satén son como una caricia para la piel. Además, tienen la cualidad de promover el frío o el calor. Al escogerlas, ten en cuenta el color de las paredes, las alfombras y los muebles. Opta por colores armónicos.

● **Jacuzzi.** Si tienes la suerte de disponer de un jacuzzi en casa, ya sabrás lo estimulantes que resultan sus burbujas. Si no es así, proponle a tu pareja ir a un centro de aguas para disfrutar de un baño relajante y afrodisíaco.

Sobre la frecuencia del deseo sexual

Dr. Sira, tengo problemas con mi deseo ya que es un poco irregular. ¿Cómo puedo saber si tengo un deseo sexual normal?

La frecuencia de nuestro deseo sexual puede variar en un rango normal que va desde la frecuencia de deseo sexual alta, frecuencia media y que puede llegar hasta la frecuencia de deseo sexual baja. Cuando hablamos de frecuencia alta, nos referimos a hombres y mujeres que tienen deseo sexual diario hasta cada 4 días, entendiéndose como deseo sexual, el querer mantener un contacto sexual con otra persona o el querer masturbarse uno mismo. La frecuencia media comprende las personas que tienen deseo sexual desde cada 5 días hasta cada 10 días, y por último la frecuencia baja clasifica a las personas que tienen deseo sexual desde cada 11 días hasta cada 15 días. Si tu deseo sexual está en estos valores puedes considerarte normal. La sexóloga Helen Kaplan definió el termino anorexia sexual o falta de apetito sexual que incluye a las personas que se activan sexualmente cada 2 meses, este grupo sí necesita tratamiento sexológico.

Sobre la hormona del deseo

Dr. Sira, tengo problemas para alcanzar placer sexual de cualquier tipo con mi pareja, sólo siento que lo quiero mucho pero al momento de tener sexo no lo deseo para nada ¿Qué parte de mi cuerpo controla mi deseo sexual? Yuleima, 35 años, Valencia.

Tu apetito sexual está controlado básicamente por la testosterona, una hormona masculina cuya cantidad varía según la persona. Todo el mundo, por lo tanto, tiene un apetito sexual diferente, y mientras tu pareja y tú estéis satisfechos con la frecuencia de las relaciones sexuales, deberías considerar que tu apetito sexual es normal.

Sobre frecuencias desfasadas

Dr. Sira, mi pareja y yo tenemos deseo sexual pero en días diferentes, ¿que podríamos hacer para solucionar este problema? Rafael, 28 años, Jaén.

Un motivo de consulta frecuente es cuando el hombre tiene un apetito sexual de frecuencia alta (diario hasta cada 4 días) pero su pareja tiene un apetito sexual de frecuencia media (de 5 días hasta cada 10 días), estableciéndose un problema en cuanto a frecuencias de deseo sexual, ya que por ejemplo él quisiera tener relaciones sexuales diariamente y ella desearía tenerlas cada 7 días. En estos casos, los sexólogos recomendamos que la pareja se ponga de acuerdo en qué momento podrían mantener ese encuentro sexual, en pocas palabras pautar sus relaciones sexuales, el hombre podría bajar su frecuencia digamos a tres veces por semana y ella subiría a ese mismo nivel para llegar a un acuerdo satisfactorio para ambos. Muchas personas se preguntarán ¿y eso no le resta naturalidad a nuestra sexualidad?, yo diría que somos seres racionales capaces de solucionar nuestros problemas con el diálogo y el mutuo acuerdo ¿acaso nuestra sexualidad es menos importante?

Ejercicios de autoayuda para mujeres

• **Dificultad en la lubricación vaginal**

¿Qué es la lubricación vaginal?

Es una de las señales de excitación sexual en la mujer, la cual se manifiesta mediante la lubricación, como ya se especificó con mayores detalles en el segundo capítulo en el punto sobre las fases de excitación femenina.

Una lubricación escasa puede ser traba para una penetración cómoda y puede resultar dolorosa en la mayoría de los casos. Una lubricación excesiva puede disminuir la sensibilidad durante el acto, tanto en el hombre como en la mujer.

La resequedad vaginal es una de las causas principales de la dispaurenia o dolor durante la relación sexual.

Causas

La dificultad en la lubricación vaginal puede estar originada por múltiples razones, principalmente orgánicas o psíquicas.

Causas orgánicas: La falta de estrógenos en el organismo es la causa que suele darse con más frecuencia para que exista sequedad. Típico de las mujeres con menopausia o cerca de pasar a esta fase y también en las que tienen un ciclo menstrual alterado, estas últimas suelen solucionar más fácilmente su problema debido a que responden mejor al tratamiento adecuado a base de una mezcla de estrógenos y lubricantes.

Algunos anticonceptivos también son responsables de la sequedad, según sus efectos secundarios, por ejemplo los que tienen entre sus componentes excesos androgénicos y son bajos en estrógenos a la vez. La solución está en cambiar de método anticonceptivo.

Algunos medicamentos además de equilibrar desajustes corporales también son capaces de bajar la producción de lubricación vaginal.

Otras causas que pueden motivar una disminución de la lubricación son: el período postparto, el período de lactancia, la diabetes, una intervención quirúrgica o una infección vaginal.

Causas psíquicas: El principal motivo es el conjunto de temores que se tengan respecto a la sexualidad, verdaderos o falsos que influyen en la facilidad para lubricar vaginalmente. Es importante saber que las mujeres a las que no les resulte agradable el sexo o la pareja, serán las más propensas a tener sequedad vaginal, algunas veces el lugar de encuentro para realizar el acto sexual también influye.

Suele darse más en diversas culturas y religiones actuales donde el sexo sigue siendo tabú, algo que constituye pecado. Cuando estas mujeres están preparadas para realizar el acto sexual, superados los juegos preliminares y con una buena lubricación, debido a la educación y al temor que les provoca, son reacias a llegar hasta el final de manera inconsciente.

Otra causa puede ser la frecuencia con que se mantienen relaciones sexuales, las mujeres con relaciones esporádicas son más asiduas a tener sequedad que las que mantienen una vida sexual activa, independientemente de la edad u otro factor.

Ejercicios para mejorar la lubricación vaginal

- **El juego amoroso.**
 En las relaciones sexuales dedicar más tiempo al juego amoroso (caricias) ya que de esta forma se aumenta la lubricación vaginal de forma natural.
- **El uso de lubricantes.**
 Utilizar lubricantes específicos que se venden en las farmacias. Éstos deben ser con base hídrica (o al menos, soluble en agua). Procure no usar lubricantes provenientes del petróleo (como vaselina o aceites minerales); ya que no son solubles en agua, pueden adherirse a la mucosa vaginal y disfrazar infecciones o favorecer el desarrollo de bacterias. Si la persona está llegando a la menopausia y los lubricantes no funcionan, se le debe consultar al médico acerca de cremas que contengan estrógenos u otros medicamentos recetados.

- **Al oído.**

Una de las mejores maneras de estimular y relajar a tu pareja es hablándole muy bajito. Acerca tu boca a su oreja y susúrrale lo que te apetecería hacer, dile qué es lo que te gusta de su cuerpo y háblale de tus fantasías eróticas.

- **Besos con lengua.**

Los besos son siempre una demostración de ternura. Pero los besos con lengua, en los que entran en contacto las papilas gustativas de dos personas, tienen un carácter eminentemente erótico. El contacto de las dos lenguas resulta altamente estimulante antes o durante el transcurso de las relaciones sexuales.

- **Besos fugaces.**

Durante el acto sexual, acércate mucho a tu pareja haciendo ver que la quieres besar. Cuando ella se acerque retira la boca. Repítelo un par de veces y ya verás cómo intensificas su deseo.

- **Beso con burbujas.**

Sírvete una copa de cava y besa con la boca llena a tu pareja. Seguro que le encantará saborear una boca tan burbujeante como la tuya.

- **Baño de placer.**

Un baño en agua caliente siempre resulta relajante. Regálate un momento de placer. Prepárate un pequeño aperitivo y sírvete una copa de vino o una taza de té. Invita a tu pareja a este especial cóctel.

- **Caricias con la lengua.**

Mima las zonas erógenas de tu pareja con la boca. Humedécete los labios y la lengua, y recorre con ambos la piel de su cuerpo. Para que el efecto sea más placentero, varía la intensidad, el ritmo y la presión de las caricias.

- **Caricias en el ombligo.**

En el ombligo se pueden llevar a cabo diversos juegos eróticos. Puedes cubrir el de tu pareja de cava, untarlo de miel y lamerlo, o bien besarlo y acariciarlo con una pluma o un pincel.

- **Caricias en las ingles.**

El interior de los muslos es muy sensible a las caricias. Toca suavemente esta zona de las piernas y roza de vez en cuando la parte de los genitales.

- **Caricias por detrás.**

Acaricia con las palmas de las manos la espalda, nalgas y nuca de tu pareja. Varía la intensidad de la presión sobre su cuerpo y haz movimientos rápidos con los dedos de arriba abajo. Notarás cómo la velocidad de tus caricias resulta altamente estimulante.

- **Contrastes.**

Recorre el cuerpo de tu pareja con la boca. Mordisquea las partes mas sensibles de su piel y a continuación bésalas. Déjala que disfrute del contraste fuerte suave.

- **Juegos con los labios.**

Lame sus labios. Una forma muy erótica de intensificar su deseo sexual es acercándote a su cara y lamiéndole los labios. Pídele que cierre los ojos y que disfrute del contacto de tu lengua con su boca.

- **Mordiscos cariñosos.**

Estimula a tu pareja mordisqueando suavemente su piel. Prénsala ligeramente con los dientes y estírala de dentro hacia fuera. La nuca y la parte interior de los muslos son los lugares más indicados para llevar a cabo este juego.

- **Juegos en las nalgas.**

Colóquense de pie uno enfrente del otro, acaríciense mutuamente las nalgas. Hagan círculos con la punta de los dedos en toda su superficie y prosigue después con la palma de las manos. A medida que la excitación vaya aumentando, presiona con más fuerza e incluye algún pellizco para hacerlo más picante.

- **Masajes.**

Tomen un día de relax y acudan ambos a un centro de masaje. Disfruten de la sesión y déjense mimar para dar luego lo mejor de ustedes mismos cuando estén juntos en la cama.

Además, están los distintos tipos de masajes que se pueden proporcionar en pareja como el masaje capilar: un buen masaje capilar siempre resulta placentero. Acaricia suavemente sus cabellos y presiona con los dedos su cabeza. No olvides la nuca, el cuello y los hombros. Ya verás como después de esta sesión estará dispuesta a todo.

El masaje corporal: escoge un aceite de agradable aroma y caliéntalo brevemente en el microondas. Distribúyelo a lo largo de su cuerpo, deteniéndote en las zonas más sensibles y erógenas. Acarícialas con suavidad y deja que el aceite sea absorbido lentamente por la piel.

Sobre lubricación vaginal

Hola Dr. Sira, mi esposo se queja porque me cuesta humedecer mi vagina durante una relación sexual, ¿si yo no me humedezco como él dice quiere decir que no estoy excitada? Le agradezco su consejo, Isabel, Sevilla.

La primera señal de excitación sexual en la mujer es la aparición de lubricación vaginal, que se inicia de diez a treinta segundos después del principio de la estimulación sexual. La causa de la lubricación vaginal esta en la vasoconstricción de las paredes vaginales, que provoca el paso del fluido a través del revestimiento de la vagina en un proceso llamado transudación En la fase inicial de la excitación sexual, la cantidad de fluido es a veces tan escasa que ni la mujer ni su compañero lo advierten. Conforme aumenta la lubricación vaginal, puede incluso salirse del conducto y humedecer los labios y la abertura vaginal, pero esto depende de la postura de la mujer y de la clase de juego sexual que se esté realizando.

La densidad, cantidad y olor de la lubricación vaginal varían de una mujer a otra y en una misma mujer de un tiempo a otro. Al contrario de lo que suele pensarse, la cantidad de lubricación no tiene por qué indicar el grado de excitación sexual de la mujer, y el hecho de que aparezca no significa que la mujer esté "dispuesta" para el coito. La lubricación de la vagina facilita la inserción del pene y la suavidad del movimiento de empuje, a la vez que impide que la mujer sienta incomodidad o molestias durante el acto.

En ocasiones una distracción de índole física o mental puede ocasionar una disminución de la lubricación vaginal. Además, los cambios de ritmo o de técnica de estimulación sexual también pueden pertubar la excitación sexual.

Podemos tener tres situaciones problemáticas con respecto a este aspecto, la primera es debido a ausencia de lubricación y lo clásico es que la mujer manifieste: "estoy muy seca" o "no me mojo"; en segunda instancia el problema se puede presentar por exceso de lubricación y ella referirá: "estoy muy mojada y el pene se resbala durante el acto sexual", algunas mujeres con este problema usan toallas para secarse en ese momento interfiriendo así el ritmo del coito. Por último tenemos el caso de cuando no se da la lubricación, entonces habrá molestias durante la penetración. Hay que diferenciar la ausencia de lubricación vaginal con el vaginismo (contracción involuntaria de los músculos vaginales), y diferenciar también la lubricación excesiva con la flacidez de la musculatura vaginal.

- Cómo evitar el dolor durante las relaciones sexuales.

¿Qué es el dolor durante las relaciones sexuales?

El dolor puede ocurrir en el área pélvica durante o poco después de la relación sexual. El dolor puede presentarse en cualquier momento durante la relación sexual, por ejemplo, en el momento de la penetración, la erección o la eyaculación. Finalmente, si este dolor continúa, la persona puede perder interés en cualquier actividad sexual.

El término médico para esto es *dispareunia*, nombre que se le da a un dolor que se presenta en el área pélvica durante o después de las relaciones sexuales y que puede afectar tanto al hombre como a la mujer. Además de las posibles causas físicas, el dolor puede estar asociado con factores psicológicos tales como un trauma sexual preexistente.

Causas:

- Relaciones sexuales demasiado pronto después de una cirugía o parto.
- Resequedad vaginal o lubricación inadecuada (por ejemplo, por estimulación erótica insuficiente).
- Menopausia (la mucosa vaginal pierde su humedad natural y se produce resequedad).
- Infección vaginal.
- Reacción al látex de un diafragma o un condón.
- Irritación genital por jabones, detergentes, duchas o productos de higiene femenina.
- Úlceras herpéticas, verrugas genitales u otras enfermedades de transmisión sexual.
- Infecciones del tracto urinario.
- Vaginismo-contracción involuntaria de los músculos de la vagina, lo cual puede ser el resultado o la causa de continuas relaciones sexuales dolorosas.

- Un diafragma que no encaja bien.
- Abuso sexual o violación.
- Hemorroides.
- Ciertos medicamentos.

¿Qué médico me puede tratar si tengo coitos dolorosos?

Cuando se tiene dolor y los intentos de coito resultan incómodos o llegan a ser insoportables, hay que acudir como primera medida al médico ginecólogo/a para realizar un diagnóstico o descarte sobre el origen físico u orgánico del malestar padecido.

Una vez que tu ginecólogo(a) ha descartado un problema físico u orgánico es conveniente que acudas a un terapeuta sexual para tratar el problema del coito doloroso, sea este por vaginismo o por dispareunia de origen psicológico.

El dolor coital puede ser un grave problema en las relaciones de pareja y en las relaciones sexuales. El dolor puede producir miedo y ansiedad poniendo en peligro las relaciones sexuales tanto en calidad como en cantidad.

Ejercicios

- **La terapia sexual puede ser útil, especialmente si no se identifica una causa subyacente.** En dicha terapia, es posible que sea necesario abordar los sentimientos de culpa, conflictos internos o sentimientos no resueltos acerca de maltratos en el pasado. Lo mejor podría ser que el compañero o pareja también asistiera a la terapia junto con la persona afectada.
- **Realizar las revisiones ginecológicas periódicas** que aconseje tu especialista en ginecología.
- **Llevar a cabo antes y después de realizar el coito, una higiene genital** adecuada, es decir, lavado con agua.
- **Evitar duchas y geles intravaginales**, ya que alteran la flora vaginal y la vagina puede ser sensible a contraer infecciones.
- **Es importante que la vagina esté lubricada,** para ello habrá que considerar los juegos preliminares para lograr una excitación óptima. También podrías usar lubricantes solubles en agua.

- Es fundamental una relajación adecuada para poder disfrutar del coito.
- Uso de medidas preventivas adecuadas contra las enfermedades de transmisión sexual y embarazo no deseado. El empleo de métodos anti-conceptivos ayuda a reducir el miedo y la tensión.

Sobre lo que es vaginismo

Quisiera algún consejo con respecto a mi problema o que me dijera si necesitamos ayuda profesional. Yo tengo 26 años de edad y mi esposo 34, nos casmos hace tres (3) años y desde entonces no mantenemos una vida sexual activa. Lo que me sucede es que me duele mucho al intentar la penetración vaginal, mi ginecóloga dice que es porque sigo siendo señorita. Yo no lubrico mucho y mi esposo tampoco, la misma doctora nos recomendó un lubricante que no ha mejorado mi problema. En la actualidad no mantenemos relaciones sexuales aunque nos queremos. Me gustaría por favor que me respondiera. Elizabeth, Madrid.

Estimada Elizabeth, el problema que padeces se llama vaginismo y se define como la contracción involuntaria de la vagina durante la penetración y/o durante los movimientos coitales. Anatómicamente los genitales de la mujer que padece vaginismo son normales. Sin embargo, en el momento en que se intenta la penetración, la entrada vaginal se cierra literalmente de golpe, hasta el punto de que es imposible el acto sexual. De ahí que el vaginismo sea una causa corriente de matrimonios no consumados, incluso después de muchos años. La queja fundamental de la mujer con este problema es "sentir dolor al intentarse la penetración vaginal".

Entre las causas del vaginismo tenemos: una normativa estricta y ortodoxa durante la infancia y la adolescencia, vaginismo posterior a una situación de abuso sexual, condicionamientos negativos con respecto a reproducción y sexualidad, episodios sexuales psicológicamente dolorosos, vaginismo posterior a exámenes pélvicos dolorosos y fobias (temores exagerados) a enfermedades venéreas y/o cáncer.

Mi consejo para solucionar tu problema es que debes buscar un especialista con entrenamiento en sexología para que te ayude con el problema de vaginismo y el consecuente matrimonio inconsumado que padeces desde hace 3 años.

• **La sexualidad anal**

Con mucha frecuencia los pacientes plantean el tema de la sexualidad anal en consultas por dolor durante las relaciones sexuales. A continuación se exponen algunos aspectos acerca de esto:

El ano, ricamente dotado con terminaciones nerviosas e interconectado con los principales músculos pélvicos, es el vecino más erógeno de los genitales y se contrae rítmicamente durante el orgasmo.

La creencia de que la estimulación anal, especialmente durante el coito, tiene que doler, es un mito persistente y dañino. Lo mismo que en cualquier parte del cuerpo, el dolor indica que algo está mal. Asimismo ocurre en el área anal. Con su alta concentración de terminales nerviosas, el ano puede producir dolor externo cuando es maltratado. Aun así, puede seguir siendo una fuente de gran placer.

Cuando un dedo, objeto o pene se introduce en el ano, los músculos anales se contraen, como si estuviesen combatiendo una invasión. Habrá dolor si la pareja no espera que estos músculos se relajen. Bajo suficiente estrés, estos colapsarán y el dolor cederá, a menos que se haga daño posteriormente.

El placer anal máximo requiere la eliminación de todo dolor o traumatismo físico de la experiencia anal. La autoprotección por parte de la pareja pasiva involucra estar lista para decir "no" hasta que esté listo para proceder. El "estar listo" es una combinación de relajación física, usualmente ayudada por muchas caricias y el toque anal lento y suave, acompañado de deseo.

La tensión crónica del ano es la causa más común de incomodidad anal durante su estimulación. Las hemorroides y la constipación usualmente son un signo de esta condición. La tensión puede ser aliviada tocando el ano y familiarizándose con él. Un momento ideal para explorar el orificio anal es mientras se toma un baño o una ducha. Contraer y relajar el ano es otra forma de estimulación anal, a pesar de que deba parar si siente algún tipo de incomodidad.

Hay muchas formas de disfrutar eróticamente el ano. Las técnicas más comunes incluyen tocar el orificio anal mientras se masturban o manipulan los genitales de su pareja; o estimular el ano de su pareja durante el coito. Ahora bien, una minoría de hombres y mujeres pueden responder orgásmicamente al coito anal sin estimulación genital directa. Probablemente las mujeres lo hacen a través de las contracciones de los músculos pélvicos y una pequeña minoría por la pura sensación de ser penetrada analmente. Cuando los hombres experimentan un orgasmo de punto de partida anal, tienden a centrarse en la próstata.

Es más probable que los orgasmos producto de la estimulación anal se presenten cuando los participantes son absorbidos completamente por sus sensaciones y fantasías.

Debe recordarse que la mayoría de las personas requieren estimulación genital directa para alcanzar el orgasmo. Además pocas personas tienen orgasmos sólo con la estimulación anal.

Sobre el dolor en la primera relación sexual

¿Es normal que todas las mujeres sientan dolor durante la primera relación sexual? Yolanda, 20 años, Barcelona.

La primera relación sexual de una mujer no tiene por qué ser dolorosa, y depende de varios factores entre los cuales tenemos carencia de una buena educación sexual. Mientras más restrictiva y errada haya sido esa educación mayor es la probabilidad de dolor en la primera relación y en las sucesivas, es clásico que la mujer recuerde pensamientos errados escuchados de sus padres, familiares o amigas tales como: "Ese hombre te puede desgarrar o reventar la primera vez", "Además de dolor debes sangrar" o "Si no te duele, tu pareja pensara que ya lo has hecho y te dejará". En la medida que esa mujer trabaje y haga consciente sus miedos y errores de concepto en esa misma medida su vida sexual se hará satisfactoria.

Una recomendación es conocer y ejercitar su musculatura vaginal con el propósito de tener mayor control sobre esa zona y así evitar el dolor durante la penetración y los movimientos coitales.

Cada vez que vayas a orinar debes hacer tres retenciones de la orina a expensas de la musculatura vaginal y anal, es decir al contraer esta muscu-

latura debes sentir que se contraen la vagina y el ano, cuentas lentamente del 1 al 5 en cada retención y al finalizar el ejercicio puedes terminar de orinar. Si se te hace difícil el ejercicio es porque quizás no tienes el tono muscular mínimo o necesario para contraer tu vagina, en ese caso vas a necesitar asesoría sexológica para mejorar tu tono vaginal.

Siento mucho dolor cuando mi pareja intenta la penetración, hasta el punto de que nos resulta impo-

Sobre la diferencia entre vaginismo y dispareunia

sible llevarla a cabo. ¿Puedo sufrir vaginismo? ¿En qué consiste? Mariana, 23 años, Maracaibo.

El vaginismo es una contracción involuntaria de los músculos de la entrada de la vagina que muchas mujeres experimentan al hacer el amor, lo que dificulta y hace dolorosa la penetración. Durante la relación sexual, los músculos que rodean la vagina suelen relajarse para facilitar la entrada del pene, pero para las mujeres con este problema el bloqueo psicológico es tal, que cualquier idea de penetración desencadena una contracción involuntaria de los músculos de la vagina. Una educación rígida, traumas infantiles, complejos o malas experiencias pueden estar en el origen de este problema, cuya solución pasa por un psicólogo con entrenamiento en sexología o un terapeuta sexual calificado.

Cada vez que intento tener rela-cionesnes con mi pareja me duele en la vagina. Mi ginecólogo me

Sobre la imposibilidad de realizar la penetración

dijo que eso era dispareunia. ¿Me podría explicar que es eso? Carola, 29 años, Córdoba.

Cuando el dolor vaginal ocurre durante la relación sexual, se llama dispareunia, y puede ser debida a factores anatómicos, a trastornos locales, o a factores psicológicos. Entre los factores anatómicos tenemos: existencia de un himen rígido, estrechamiento a nivel de la luz vaginal por problemas congénitos, como tabiques vaginales, o por problemas adquiridos posteriormente a un acto quirúrgico (como la reparación de una episiotomía tras un parto, que es el corte vaginal que debe realizar el obstetra para facilitar la salida del bebé). En cuanto a los factores locales tenemos: infecciones a nivel vulvar, en particular, la tricomoniásis, las cándidas, y las bartolinitis. También puede estar motivado por el uso de desodorantes, geles de baño o lubricantes, así como por el empleo de espermicidas utilizados durante la relación sexual; todos estos factores pueden ser los responsables de la inflamación a dicho nivel. Por último, la dispareunia en ausencia de factores anatómicos o locales puede ser debida a factores psicológicos.

• **Sobre fortalecimiento de la musculatura vaginal**

Ahora es posible parecer, lucir y hasta sentirse 10 años mas joven. Existen programas de rejuvenecimiento que incluyen ejercicios físicos, dieta balanceada, cirugías estéticas, blanqueamiento de dientes, cambios en el peinado y hasta en la forma como se viste la persona. Dichos planes se ofrecen de manera intensiva con la promesa de cambios en 3 a 6 meses. Pero ¿piensas que tu vida sexual podría ser revolucionada en ese mismo lapso de tiempo? La respuesta es que con las técnicas adecuadas sí es posible.

En el caso de las mujeres la vagina puede ser una gran preocupación, sobre todo para las que han tenido sus hijos a través de partos normales. El paso del bebé a través del canal vaginal durante el parto hace que la vagina se distienda a su máximo y luego de esto en muchos casos no se alcanza el tono muscular que tenía, es decir termina fláccida o floja. La consecuencia de esto se puede ver a nivel individual y a nivel de su relación de pareja. La mujer que tiene problemas con esta musculatura por la razón antes mencionada pudiera presentar incontinencia urinaria leve, prolapso vaginal leve y ausencia o dificultad para alcanzar sus orgasmos. Es común que el hombre manifieste: "En el momento de la relación sexual no siento mi pene dentro de tu vagina" o "Tu vagina no aprieta y siento que mi pene está metido en un vaso de agua".

Para ubicar los músculos que rodean la vagina, mejor conocidos como músculos pubococcigeos o perineales (músculos PC) sólo debe tratar de detener el flujo de la orina al momento de orinar. No se logra contrayendo los glúteos, ni las piernas y mucho menos el abdomen. Los músculos que usted debe contraer son los PC.

Se recomienda comenzar poco a poco hasta que los desarrolle por completo. Por eso, los ejercicios se han dividido en dos: principiantes, para los que inician y avanzados, para aquellos que han estado ejercitando por lo menos durante tres semanas.

Principiantes: Es importante saber si se están moviendo exactamente los músculos apropiados. Ratifique que su abdomen, los músculos de sus piernas y los músculos de los glúteos estén completamente relajados al comenzar a contraer sus músculos PC. Estas técnicas reciben el nombre de ejercicios de Kegel en honor al descubridor de los músculos PC, que originalmente se ejercitaban para ayudar a superar la incontinencia urinaria en algunas mujeres y hombres. La actividad básica consiste en retener el chorro de orina al momento de contraer los músculos PC durante unos cinco segundos y luego relajarlos por el mismo espacio de tiempo unas tres veces cada vez que usted vaya a orinar. Usted sabrá que lo esta haciendo bien si logra retener el chorro de orina por el espacio de tiempo que dura la contracción.

Avanzados: Una vez identificados los músculos PC con los clásicos ejercicios de retenciones urinarias, es hora de comenzar un plan de tratamiento con tandas de ejercicios que van desde las 180 contracciones al día hasta 450 al día. Comenzamos con 180 contracciones al día repartidas en tandas de 60 ejercicios donde usted va a contraer por espacio de uno o dos segundos entre cada contracción hasta alcanzar su meta. Cada 3 semanas usted va a subir su meta de la siguiente manera: 180 contracciones al día para comenzar (3 tandas de 60 contracciones divididas en la mañana, tarde y noche), tres semanas después aumentamos a 240 al día, tres semanas después 300 al día y por último 3 semanas después suba a 450 al día.

Cuando llegue a la meta (450 contracciones al día) y dure las 3 semanas respectivas usted va a realizar ejercicios de mantenimiento de su tono muscular de la siguiente manera: va a contraer sus PC durante sesenta segundos (si durante ese tiempo nota que la contracción va perdiendo fuerza progresivamente sin que lo haya propuesto, la Dra. Penny Simkin, terapista física de Seattle, recomienda contraer los músculos de nuevo, a conciencia, y realizar super contracciones de sesenta segundos, unas diez veces en el transcurso del día). Estos ejercicios de mantenimiento los va a realizar hasta completar los seis meses de entrenamiento y si quiere seguir manteniéndose a tono siga contrayendo sus músculos PC sólo con contracciones de 60 segundos 5 veces al día como rutina por el mayor tiempo posible.

Otra alternativa es la medición del tono muscular a través de aparatos especializados denominados perineometros o electromiógrafos. El perineometro consiste en una sonda vaginal inflada con aire, conectada a un manómetro que registra los cambios en la presión debidos a la contracción de los músculos PC, y se usa para medir la fuerza de esa musculatura. El electromiógrafo es mas avanzado y además de medir también puede fortalecer esa musculatura, si el estudio demuestra una vagina fláccida o floja, el aparato hace las contracciones que la mujer debería ejercitar disminuyendo el tiempo de tratamiento en menos de la mitad del tiempo que utilizaría la mujer sola.

Sobre la flacidez vaginal

Hola Doctor Sira, tengo cinco años de casada y dos niños de tres años y un año de edad respectivamente, ambos traídos al mundo a través de partos normales. Antes de dar a luz a mis niños yo era una mujer que no tenía ningún problema para disfrutar mis relaciones sexuales. Después de nacer mi segundo hijo he notado una disminución considerable en mi capacidad de alcanzar los orgasmos. Algunas amigas me han comentado que eso es debido a los dos partos. ¿Qué tiene de cierto eso? Gracias. Katiuska, 25 años, vía internet.

Es posible que la disminución o pérdida total de la capacidad de alcanzar el orgasmo en una mujer después de un parto se deba a un problema de pérdida de la tonicidad de la musculatura vaginal, es decir, por efecto del paso de tu niño a través del canal vaginal durante el parto tu vagina sufre un ensanchamiento pronunciado que luego se traduce en una vagina fláccida o floja. Afortunadamente hoy en día existen ejercicios de todo tipo y con finalidades específicas, pero, ¿alguna vez pensaste que la vagina podría ejercitarse? La respuesta es un rotundo sí. Kegel, en la década de los cincuenta, fue el primero en describir el empleo de ejercicios para los músculos que rodean la vagina (conocidos también como músculos del piso pélvico o músculos pubococcigeos) para el tratamiento de la incontinencia urinaria. Actualmente es la forma más popular de tratamiento no quirúrgico para incontinencia urinaria leve, prolapso vaginal leve, fortalecimiento de la musculatura vaginal postparto y en casos de dificultad para alcanzar orgasmos en la mujer. Sin embargo, el principio no es nuevo: en la antigua china se describió el uso de los "huevos de piedra" para el reforzamiento de la musculatura vaginal, con el propósito de aumentar la satisfacción sexual.

Existen diversas formas de ejercitar dicha musculatura, desde los ejercicios descritos por Kegel, donde la primera fase era su identificación a través de las clásicas retenciones de orina por espacio de segundos y/o minutos cada vez que la mujer iba al baño, y la segunda fase consistía en planes exhaustivos de ejercicios perineales que iban desde 400 hasta 600 por día, repartidos varias veces al día, por un lapso de tiempo de 8 a 12 semanas, con ejercicios de mantenimiento al finalizar el tratamiento; para obtener un buen resultado es necesario que personas especialmente preparadas le den sesiones de orientación y educación, dado que no todas las mujeres identifican fácilmente ese grupo muscular. En tales sesiones se enseña a la persona a identificar con precisión los músculos que necesitan usar durante el ejercicio. Además se utilizan técnicas de vigilancia para que la misma paciente observe y evalúe sus esfuerzos.

¿Que opinan las mujeres que han reforzado su musculatura vaginal?

Reportan que el programa de ejercicios les ha aumentado el tono de sus músculos vaginales, sienten que tienen mayor control sobre esta musculatura. En el caso de la incontinencia urinaria casi el 66% de las mujeres presenta mejoría leve a moderada inicial con estos ejercicios, y del 40 a 50% contiúan así de manera prolongada.

• **Problemas para alcanzar el orgasmo** (anteriormente conocido como frigidez)

Para saber cómo alcanzar un orgasmo, lo más sencillo es comenzar por saber qué es un orgasmo. Fisiológicamente hablando, el reflejo orgásmico no es más que una serie de contracciones involuntarias y rítmicas (unas 8 o 10 contracciones cada 0,8 segundos) de los músculos que rodean la entrada de la vagina. Este reflejo se dispara cuando la tensión sexual que recogen los receptores táctiles es muy elevada, es decir, que todas las caricias y las sensaciones que vamos experimentando mientras hacemos el amor se van acumulando hasta que llega un punto en el que la tensión es tal que se dispara este reflejo y tenemos un orgasmo.

¿Cómo alcanzarlo?

Para alcanzar un orgasmo simplemente hay que estimular el tiempo necesario en el lugar adecuado. La gran mayoría de las mujeres prefieren la estimulación del clítoris ante la estimulación vaginal, ya que es allí donde residen la inmensa mayoría de los receptores sensoriales.

¿Es necesario estimular el clítoris para que la mujer alcance el orgasmo o existen otras formas de hacerlo?

El clítoris tiene una abundante provisión de terminaciones nerviosas sensoriales, probablemente la misma distribución nerviosa que el glande del pene. Tras la correcta estimulación del clítoris, ejerciendo una presión sobre el hueso púbico o monte de Venus, o por el roce lateral del pene a través de los labios menores, aparece una sensación que puede ser definida "como una oleada de calor de abajo hacia arriba". Pero muchas mujeres describen otro orgasmo cuya sensación es bien distinta, "como una oleada de calor desde el útero hacia abajo". Así, en este último, las contracciones se producirían en el útero tras la estimulación de la vagina. Esto confirmaría la existencia del punto G (G es la inicial de quién lo descubrió: Grafenberg). Se trata de un área rugosa situada en el interior de la vagina, a unos 3 centímetros de profundidad, en su parte anterior. Esta zona estimulada mediante presión o frotamiento produce sensaciones placenteras.

El orgasmo femenino es, así, la combinación de contracciones en el útero y del músculo pubococcígeo, unas veces predominarán unas y otras veces otras, independientemente de que se estimule el clítoris o la vagina.

¿Qué es la disfunción orgásmica?

La disfunción orgásmica (enfermedad conocida anteriormente como la frigidez) es la dificultad o la incapacidad que tiene una mujer para alcanzar el orgasmo, luego de una estimulación sexual que pueda considerarse adecuada en intensidad, duración y tipo. Esta condición debe presentarse cuando lo intenta ella sola o cuando mantiene relaciones sexuales con una pareja.

La disfunción orgásmica primaria, en la cual la mujer nunca ha experimentado un orgasmo, parece caracterizar alrededor del 10% al 15% de las mujeres. Las encuestas generalmente indican que entre un 33% y un 50% de las mujeres experimentan orgasmos esporádicos y que no están satisfechas con esta frecuencia.

¿Es un problema que nace con la mujer?

No necesariamente, existen dos formas de presentarse este problema. La primera forma de presentación es la de origen primario, es decir, el problema se presenta desde el comienzo de la vida sexual de la mujer. La segunda forma de presentación es la de origen secundario donde el problema ocurrió después de haber tenido una vida sexual satisfactoria, durante un tiempo no menor de un año. Haciendo énfasis nuevamente en que ella no puede alcanzar el orgasmo ni a través del coito ni por masturbación.

Sobre el orgasmo   ¿Si se me dificulta alcanzar el orgasmo en algunas ocasiones también tengo frigidez? Joana, 22 años, Tarragona.

La disfunción orgásmica puede ser absoluta o situacional: Es absoluta si la mujer es incapaz de alcanzar un orgasmo, ya sea inducido por el coito o por la estimulación del clítoris. Es situacional si puede alcanzar un clímax, pero sólo en determinadas circunstancias específicas.

¿Qué manifiesta una mujer con este problema?

La queja principal de una mujer con frigidez es su incapacidad para activarse sexualmente. Es clásico que afirme: "¿para que ir a una relación sexual? ¡Si yo no siento nada!... La forma de presentarse este problema es mayormente de tipo primaria, por ello se observa en la adolescencia o en años posteriores, cuando la mujer inicia su vida sexual. Es característico que esta mujer nunca haya intentado masturbarse y en el caso de haberlo intentado informa que "no se activa", su capacidad de fantasear no existe. Cuando la enfermedad se presenta luego de haber tenido una vida sexual satisfactoria, el antecedente de haber padecido una situación dolorosa (física o moral) relacionada con la relación sexual es bastante frecuente.

Causas

Se cree que la ansiedad por el desempeño es la causa más común de los problemas orgásmicos y que un 90% o más de estos problemas parecen ser de naturaleza psicológica.

Algunas drogas pueden sedar y deteriorar la capacidad de respuesta orgásmica, incluido el alcohol. Los antidepresivos ISRS -flouxetina (Prozac), paroxetina (Paxil), sertralina (Zoloft), entre otros- son una causa muy común de falta de orgasmo, orgasmo retardado u orgasmo insatisfactorio en hombres y mujeres.

En muy pocas ocasiones pueden ser factores las condiciones médicas que afectan la inervación de la pelvis (como la esclerosis múltiple, la neuropatía diabética y la lesión de la médula espinal), los trastornos hormonales y las enfermedades crónicas que afectan el interés sexual y la salud en general.

Las actitudes negativas hacia el sexo, relacionadas con experiencias de la infancia y los sentimientos no resueltos asociados con experiencias de abuso sexual o violación pueden inhibir la capacidad de respuesta.

Si la mujer solía alcanzar orgasmos con regularidad, pero no lo logra actualmente, el problema puede estar relacionado con conflictos con su compañero o con falta de acercamiento emocional, lo que también puede hacer que disminuya el deseo sexual.

El aburrimiento y la monotonía en la actividad sexual también pueden contribuir con una anorgasmia secundaria. Con frecuencia, las mujeres son muy tímidas o se sienten demasiado apenadas para solicitar el tipo de estimulación (y el momento de estimulación) que mejor les funciona y esta pena también puede conducir a una disfunción.

¿Puede curarse la frigidez?

Esta enfermedad es tratable, siempre y cuando la mujer coopere con el terapeuta.

Tratamiento

El tratamiento mediante educación en los principios citados con anterioridad ha demostrado ser muy útil. En el tratamiento de la anorgasmia primaria, el objetivo inicial es lograr que la mujer pueda alcanzar un orgasmo bajo cualquier circunstancia.

La mayoría de las mujeres requiere estimulación del clítoris para alcanzar un orgasmo y la incorporación de este aspecto en la actividad sexual puede ser todo lo que se necesita.

Si persisten las dificultades con el orgasmo, puede ser útil la enseñanza individual de la masturbación cuando el compañero no esté presente (para eliminar cualquier influencia inhibitoria) con el fin de ayudar a la mujer a comprender lo que necesita para la excitación.

Esta técnica puede venir seguida de una serie de ejercicios de pareja que minimizan la presión y la ansiedad del desempeño y maximizan la comunicación y brindan una estimulación y un jugueteo más efectivos y mucho más variados. Gradualmente, estos ejercicios hacen que la mujer alcance un orgasmo con su compañero.

Las dificultades en la pareja algunas veces juegan un papel importante, por lo que es posible que en el tratamiento también se deba incluir un entrenamiento en comunicación y un trabajo de mejoramiento de la relación.

En el tratamiento, también es importante asegurarse que el problema es sólo una anorgasmia y no otro problema coexistente además del deseo sexual inhibido.

Luego de la estimulación sexual, las mujeres generalmente alcanzan el orgasmo entre diez y veinte minutos, mientras los hombres lo hacen de dos a cuatro minutos.

Ejercicios

• **La lengua en las caricias.** Proponle a tu pareja que hoy sólo emplee la lengua en las caricias. Dile que empiece por la cara, se detenga en la boca y siga por el resto del cuerpo. Si quieres sorprenderle úntate algunas partes de tu cuerpo con sirope de su sabor preferido.
• **Juego de caricias.** Las caricias son ideales para combatir la tensión. Puedes proponer a tu pareja el siguiente juego: dile que cierre los ojos y trate de adivinar qué recorrido hace exactamente tu mano.
• **Jugar a ser médicos.** ¿Por qué no recordar la infancia jugando a médicos? Disfruta del contacto corporal, así como de la autoridad y el dominio del médico sobre el paciente.
• **Cambia de posturas.** Una buena manera de romper la monotonía y pasarlo bien es ensayar nuevas posiciones hasta descubrir cuáles son las que te resultan más placenteras. Además de ser muy divertido, ayuda a conocer el propio cuerpo y el de la pareja.
• **Posición de lado.** Con esta postura uno no tiene que hacer fuerza ni aguantar el peso del otro. Él puede penetrarla por detrás o bien por delante, según la dirección escogida.
• **Rotación de caderas.** Si él te penetra por detrás, pídele que haga movimientos rotatorios con la cadera. Con este movimiento su pene rozara zonas desconocidas de la vagina provocándote nuevas y placenteras sensaciones.
• **Zonas erógenas.** Descubre mediante las caricias cuáles son tus zonas erógenas y cuales son las de tu pareja. Recuerda que cada persona es un

mundo y que cada uno tiene sus preferencias. ¿Te gusta que te laman la oreja o prefieres que te acaricien los pezones?

•   **Contracciones musculares.** Si eres mujer, puedes conseguir una excitación más intensa combinando las contracciones anales con las vaginales. Entrena ambos músculos y disfruta de las sensaciones.

Sobre no sentir nada en una relación sexual

Dr. Sira, tengo problemas para alcanzar placer sexual de cualquier tipo con mi pareja, sólo siento que lo quiero mucho pero al momento de la relación sexual no siento nada... ¿qué puedo estar padeciendo? Explíqueme un poco cómo podría superar este problema. Gracias, Zulay, 28 años, Miami.

La raíz de este problema puede tener desde una base orgánica hasta una aprendida. En la parte física el problema puede presentarse por una vagina fláccida, tanto por falta de tono muscular como por operaciones y partos, o en caso contrario por vaginismo -hipertonicidad vaginal- que causa dolor durante la penetración. Para solucionar esto existen varios métodos, sin cirugía, capaces de fortalecer o debilitar esta musculatura. Entre ellos, se destacan la fisioterapia (ejercicios del piso pélvico) y las pesas vaginales.

En la parte psicológica, el papel del cerebro es la clave, sobre todo porque el condicionamiento que se le da a la mujer, social y culturalmente, desde muy pequeña está ligado a la negación: "No abras las piernas" "los hombres lo que quieren es eso", "no dejes que te toquen", "lo que haces está mal", etc. Y esa GRABACIÓN se enciende en el momento de la relación sexual. Principalmente en aquellas que no están casadas. Ante esto, lo más recomendable es concentrarse e integrarse al juego sexual. Olvidarse de los tabúes, del trabajo, la casa, los niños. Además dejar de cuestionar el propio desempeño con preguntas como: "¿Lo estoy haciendo bien?" "¿Me estaré moviendo bien?" o ¿Le gustara a él?". Todo esto con el fin de llegar a la etapa orgásmica y cerrar el ciclo, porque de lo contrario se pueden presentar efectos secundarios como dolor de cabeza, espalda y bajo vientre. Si después de haberlo intentado todo, no resulta, otra solución es ejercer la autosexualidad.

Ejercicios de autoayuda para hombres

• **Para fortalecer tu musculatura perineal**

¿Por qué los hombres deben hacer ejercicios perineales?

Son varios los motivos que inducen a los hombres a practicar este tipo de ejercicios. Algunos de ellos son:

• Autocontrol de la región perineal.
• Fortalecimiento de dicha musculatura para mejorar la sensación orgásmica.
• Puede ser una técnica utilizada como forma de posponer la eyaculación, haciendo un bloqueo mecánico al contraer dicha musculatura.

¿Cómo hacerlo?

En primer lugar, es importante hallar los músculos que rodean la base del pene, es decir, los músculos pubococcígeos o perineales (mejor conocidos como músculos PC). Para ello, lo único que se necesita hacer es tratar de detener el flujo de la orina al momento de orinar, sin contraer los glúteos, piernas o abdomen. Los músculos que usted tensa son los PC y puede cerciorarse de la posición de los músculos palpando con sus propios dedos por debajo de los testículos.

Al realizar esta actividad, es recomendable comenzar poco a poco hasta que logre desarrollarla por completo. Es por eso que los ejercicios se han dividido en dos: aprendices, para los que están comenzando; y expertos, para aquellos que han estado ejercitando por lo menos durante tres semanas.

Aprendices: Es importante saber si se están moviendo exactamente los músculos apropiados. Ratifique que su abdomen y los músculos de sus piernas y glúteos estén completamente relajados al comenzar a contraer sus músculos PC. Estas técnicas reciben el nombre de ejercicios de Kegel en honor al descubridor de los músculos PC. La actividad básica consiste en retener el chorro de orina al momento de contraer los músculos PC durante unos cinco segundos y luego relajarlos por el mismo espacio de tiempo por unas 3 veces cada vez que usted vaya a orinar. Usted sabrá que lo está haciendo bien si logra retener el chorro de orina por el espacio de tiempo que dura la contracción.

Expertos: Una vez que ha logrado identificar esta musculatura a través de esta clásica técnica, es hora de comenzar un plan de tratamiento con tandas de ejercicios que van desde las 180 contracciones al día hasta 450 al día. Comenzamos con 180 contracciones al día repartidas en tandas de 60 ejercicios donde usted va a contraer por espacio de uno o dos segundos entre cada contracción hasta alcanzar su meta. Cada 3 semanas usted va a subir su meta de la siguiente manera: 180 contracciones al día para comenzar (3 tandas de 60 contracciones divididas en la mañana, tarde y noche), tres semanas después aumentamos a 240 al día, tres semanas después 300 al día y por ultimo 3 semanas después suba a 450 al día. Existe la posibilidad de que al principio note que no puede realizar las contracciones tan fuerte ni con el mismo ritmo de intervalos. Siga adelante sin preocuparse, el control viene después, con la práctica.

Cuando llegue a la meta (450 contracciones al día) y dure las 3 semanas respectivas usted va a realizar ejercicios de mantenimiento de su tono muscular de la siguiente manera: va a contraer sus PC durante sesenta segundos, y lo va a repetir cinco veces con descansos de un minuto.

Los ejercicios del piso pélvico, con adecuada instrucción, son todavía el principal método de tratamiento fisioterapéutico.

Sobre la musculatura perineal

¿Cómo mejora mi sexualidad si fortalezco mi musculatura perineal o músculos PC? Melvin, 20 años, Caracas.

Al fortalecer tus musculos PC, lograrás una mejor sensación orgásmica en comparación con hombres que no tienen fortalecida esta musculatura, ya que esta es una de las estructuras encargadas de contraerse durante la experiencia orgásmica junto con la musculatura de las vías espermáticas.

¿Puedo curar mi eyaculación precoz fortaleciendo mi musculatura perineal? Maikel, 19 años, Buenos Aires.

Sobre la musculatura perineal

El entrenamiento de la musculatura perineal le enseña a contraer el perineo, de esta manera obtenemos un objetivo doble: el autoconocimiento de dicha musculatura y su fortalecimiento, lo cual te permitirá desarrollar un control voluntario de la eyaculación. Pero no es lo único que debes hacer para obtener el control, también debes realizar las maniobras descritas anteriormente.

- Mejora los problemas de erección (anteriormente conocido como impotencia).

¿Qué es la disfunción eréctil?

La disfunción eréctil (enfermedad conocida anteriormente como impotencia masculina) es la incapacidad que tiene un hombre de alcanzar y/o mantener una erección lo suficientemente intensa y duradera como para iniciar el coito, mantenerlo y terminarlo con éxito. Algunos pacientes presentan eyaculación sin erección.

¿Cuál es el origen de la disfunción eréctil?

Puede ser de origen orgánico, psicológico o multifactorial (una combinación de los dos primeros). En el origen orgánico encontramos causas como las endocrinas cuya enfermedad más común es la diabetes; causas vasculares y como ejemplo de ellas tenemos la arteriosclerosis; causas neurológicas traducidas en lesiones cerebrales o medulares; causas urológicas con lesiones congénitas del pene; causas farmacológicas producidas por sustancias que afectan el funcionamiento del hombre como drogas y algunos medicamentos; y por último causas traumáticas como por ejemplo una fractura de pelvis. En el origen psicológico podemos ver: temor al fracaso, conflictos de pareja, demandas excesivas de realización por parte del mismo hombre, eyaculación precoz previa y falta de información adecuada como algunas de las probables causas. El origen multifactorial incluye una combinación de lo orgánico con lo psicológico, a mi manera de ver este se presenta con más frecuencia ya que no podemos desligar lo que padecemos de lo que sentimos ni de lo que pensamos. Un ejemplo práctico de lo que digo lo tenemos en un hombre diabético con problemas de erección que comienza a pensar que ha llegado el fin de su vida sexual o que por efecto de su diabetes no podrá satisfacer a ninguna mujer. En este caso ambos factores provocan un aumento en la severidad del problema sexual.

¿Es una enfermedad propia del envejecimiento?

No necesariamente, la disfunción eréctil de origen psicológico se puede presentar a cualquier edad mientras que la de origen orgánico se presenta con mayor frecuencia en hombres mayores de 50 años.

¿Qué tratamientos se utilizan para tratar la disfunción eréctil?

Cualquiera que sea el origen necesitará terapia sexual cuyo objetivo es el alivio de los síntomas sexuales del paciente mediante una combinación de psicoterapia y experiencias sexuales prescritas individualmente y en pareja. Si el origen es orgánico puro, se utilizan tratamientos farmacológicos tipo Vardenafil (Levitra), Sildenafil (Viagra) o Tadalafil (Cialis). Así como suplementos hormonales, aparatos de vacío (o succión), inyecciones de sustancias vasoactivas y en algunos casos que la gravedad de la enfermedad lo requiera se recurre a la cirugía vascular o la implantación de prótesis de pene.

Ejercicios

• **Vive libre de la dependencia al alcohol, las drogas y el tabaco.** Son hábitos que a medio o largo plazo afectarán tu vida sexual.

• **Haz ejercicios al menos 3 veces por semana.** Mejorará tu condición física y disminuirá tu estrés, parámetros básicos para mejorar tu sexualidad.

• **Antes de aventurarte a satisfacer a una mujer, es importante que conozcas su anatomía.** Date el tiempo para ubicar su clítoris, ver cómo están conformados los labios vaginales, dónde y cómo es la apertura de su vagina. Si no sabes dónde está todo, va a ser difícil estimularla correctamente.

• **Cambia de escenario.** Las relaciones sexuales no tienen por qué realizarse siempre en la cama. Rompe la rutina con otras localizaciones, dentro de la casa o fuera de ella. Salid al jardín y tumbaos encima de la hierba. Si vivís en un apartamento, probad en la terraza o, simplemente, haced alguna visita al parque más cercano.

• **Juego de dados.** Si no os apetece salir y estáis en casa aburridos, sólo necesitáis un dado para pasarlo bien. Apunta en una lista una prenda para cada número. Por ejemplo, el uno es quitarse una pieza de ropa; el dos, besar donde te diga, etc.

- **Posición por detrás.** Esta postura es ideal para la gente tímida o bien para un primer encuentro, ya que no hay intercambio de miradas. Uno tiene la posibilidad de desinhibirse más ya que no deja muchas cosas a la vista.
- **Entrena el músculo de la pelvis.** El músculo situado en la zona de la pelvis controla la circulación de la sangre en la zona de los genitales. Para aumentar las sensaciones en nuestras relaciones sexuales, es aconsejable ejercitarlo regularmente. Cuando orines, realiza movimientos de aguantar y soltar (ver capítulo anterior)
- **Los juegos precoitales.** No vayas directamente a la penetración, tómate tu tiempo y estimula las diferentes zonas erógenas de la mujer. Esto mejora la excitación y lubricación. El sexo no debe ser reducido solamente a un acto de penetración y eyaculación.
- **Zonas erógenas de una mujer.** Los genitales y los senos no son las únicas zonas erógenas de una mujer. El cuerpo de la mujer posee un gran número de zonas altamente eróticas. Atrévete a descubrirlas, prueba las orejas, el cuello, los brazos, las manos, la espalda, la entrepierna, los muslos e inclusive los pies, los labios, y la cara.
- **Disfruta del momento.** Muchos hombres se preocupan tanto por satisfacer a la mujer, que se olvidan del acto en sí, déjate llevar por la pasión. No preguntes cada dos minutos a tu pareja si llegó al orgasmo. Si deseas hacerlo, hazlo después de que hayan terminado.
- **La industria pornográfica no es la mejor consejera.** No bases tus relaciones sexuales en cosas que hayas visto en una película pornográfica.
- **La rutina mata el amor.** Utiliza tu imaginación, incluye aceites, velas aromáticas, frutas, hielo, plumas, disfraces, jacuzzis, baños de espuma, masajes, juguetes sexuales, espejos, etc., para vigorizar tus relaciones sexuales.

Pregunta frecuentes sobre la disfunción eréctil

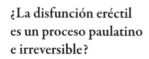

¿La disfunción eréctil es un proceso paulatino e irreversible? No siempre que no se consigue una erección satisfactoria significa que existe un padecimiento grave. Puede tratarse de episodios esporádicos completamente normales. Si estos se vuelven regulares se puede hablar de DE, pero aún en ese caso existen soluciones para superarla. Lo importante es acudir oportunamente a un especialista para consultar sobre el tema.

El alcohol y las drogas disminuyen la respuesta física a ciertos estímulos y de paso dañan el organismo. No tener una erección bajo los efectos de estas sustancias no es indicativo de sufrir DE, pero sí representa una señal de alerta de que algo puede no estar bien en su salud física o psíquica.

Si he consumido alcohol o drogas y no puedo lograr una erección ¿padezco DE?

La tensión, el estrés y el agotamiento físico y mental repercuten directamente en el organismo. Bajo esas situaciones puede que no se logre una erección suficientemente rígida. Una vez solucionado el problema base de los trastornos emocionales, desaparecen las dificultades de erección.

Si estoy sometido a ciertas tensiones y no puedo responder satisfactoriamente en lo sexual ¿puedo desarrollar DE?

Esas ocasiones en que no se logra mantener una erección suficiente para realizar el acto sexual pueden considerarse como eventos esporádicos y casi normales. Para diagnosticar la DE se debe observar un periodo por lo menos de seis meses en que estos eventos de erección fallida se presenten en el paciente.

Hay veces, bajo ciertas circunstancias, que no logro una erección completa o simplemente no puedo mantenerla, pero pasa muy espaciadamente en el tiempo ¿sufro disfunción eréctil?

Los fármacos para combatir la DE sólo pueden ser prescritos por profesionales médicos, porque se requiere un estudio del paciente para conocer primero las causas de la disfunción, y así poder recetar el mejor tratamiento a seguir.

Si sufro de DE ¿puedo consumir cualquier producto disponible en el mercado?

Existen medicamentos que produzcan DE? Algunos antihipertensivos, antidepresivos y antipsicóticos pueden provocar como efecto secundario la aparición de DE. Por ello, es recomendable consultar a un especialista que identifique la causa de la disfunción y que recomiende el mejor método para combatirla

Hace años que no tengo una erección ¿es posible revertir esa situación? La disfunción eréctil, en un alto porcentaje, se puede solucionar con los métodos actuales, independientemente de su grado o persistencia. Lo importante es consultar al especialista al presentarse los primeros síntomas, porque es un mal degenerativo. Con el paso del tiempo se vuelve más difícil de tratar y se va acentuando.

¿Existen profesionales que se especializan en la DE? De la misma manera en que la DE tiene variadas causas, también tiene diferentes profesionales que la identifican y fijan tratamientos. Lo primordial es visitar al médico tratante y conversar el tema. Él podrá determinar un tratamiento o derivar al paciente a un sexólogo o a un urólogo para un tratamiento específico.

¿Los medicamentos para la disfunción eréctil ocasionan adicción? Hay dos tipos de adicción: física y mental. Los medicamentos orales disponibles para el tratamiento de la disfunción eréctil no actúan sobre el cerebro ni sobre los neurotransmisores, como sí lo hacen los medicamentos que tradicionalmente producen adicción mental. En cuanto a la adicción física, no existe algo que se parezca a un síndrome de abstinencia cuando se dejan de tomar los medicamentos para la función eréctil, y por tanto, tampoco producen esta clase de adicción.

Recomendaciones finales:

• Usted no es el primero que habla de calidad de la erección con su médico. Él ya ha tenido consultas por este motivo y conoce bien el tema.
• Al hablar puede ganar mucho. Un poco de incomodidad al principio no se compara con los beneficios que se recibirán.

- Es bueno cuidar sus condiciones físicas. Su salud sexual no debe ser la excepción.
- Usted puede decirle al asistente de su médico o a la enfermera que necesita un chequeo. Sin embargo, dígale a su médico desde el comienzo de la consulta que quiere hablar sobre los cambios en su función eréctil. No espere, como muchas personas lo hacen, a que el médico esté por salir del consultorio.
- Una vez le comente al médico de qué quiere hablar, él podrá hacerle algunas preguntas y luego seleccionar la mejor opción de tratamiento para usted.
- Su doctor es la mejor fuente de información sobre usted y su salud. Por favor consúltelo si tiene alguna pregunta respecto a ella, a sus síntomas o su medicamento.

¿Que puede esperar del tratamiento?

- Tenga en cuenta que ahora hay muchas opciones de tratamiento para escoger. Sin embargo, es clave que colabore con su médico para encontrar la que mejor se acomode a sus necesidades y expectativas.
- Entre los tratamientos aprobados por la FDA (Dirección de Alimentos y Drogas de los Estados Unidos), la mayoría de hombres eligen las terapias orales. Por eso, hay que aclarar cuáles son los beneficios reales de esta alternativa.
- Los medicamentos orales NO son afrodisíacos. No harán que usted quiera tener sexo todo el tiempo ni lo convertirán en un *playboy*.
- NO hacen que se tenga una erección instantánea y sin control. La estimulación sexual es requisito indispensable para que, después de tomar la pastilla, se produzca una erección. Pídale a su pareja que lo estimule.
- Usted NO tendrá una erección durante horas si no la quiere. Los medicamentos orales no causarán una erección todo el tiempo que duren en el organismo; es decir, usted tiene el control sobre lo que quiere que pase.
- Usted debe seguir las recomendaciones del médico para lograr el efecto deseado.
- Algunos nuevos tratamientos orales, como el Vardenafil pueden ser tomados con alcohol y comidas sin alterar su efecto.
- Esta clase de medicamentos no producen adicción.
- Consulte a su médico sobre nuevos productos. Él le indicará las precauciones físicas generales que usted debe tener para tomar un medicamento determinado.

• Sobre los problemas de eyaculación precoz

¿Qué es la eyaculación precoz?

La eyaculación precoz probablemente sea la disfunción sexual más frecuente en la primera mitad de la vida sexual del hombre y es de hecho el mayor motivo de consulta masculina en la práctica diaria de los sexólogos. Se caracteriza por ser una falta de control sobre el reflejo eyaculatorio, el hombre que la padece manifiesta: "Eyaculo mucho antes del tiempo que yo quisiera durar en una relación sexual".

¿Cómo se sabe si uno es eyaculador precoz?

Hay varias definiciones que pueden aclarar a un hombre si es o no eyaculador precoz aunque la más aceptada señala "Eyaculación persistente o recurrente en respuesta a una estimulación sexual mínima antes, durante o poco tiempo después de la penetración, y antes de que la persona lo desee". Los sexólogos Masters y Johnson la definen como la "incapacidad para retrasar el reflejo eyaculatorio durante la penetración el tiempo suficiente como para satisfacer a su pareja en el 50% de sus contactos sexuales". La Academia Internacional de Sexología Médica considera que "Eyaculación Rápida es la condición persistente o recurrente en la cual el varón no puede percibir y/o controlar las sensaciones propioceptivas que preceden el reflejo eyaculatorio, produciendo malestar en la relación con su pareja".

¿Cuáles son las causas de la eyaculación precoz?

a. **Causas psicológicas:** Son las más frecuentes. La característica más importante en este tipo de causa es un déficit o dificultad en la percepción de las sensaciones que rodean al orgasmo durante la relación sexual, la mayoría de los hombres con este problema manifiestan: "La sensación para eyacular me viene muy rápido y no la puedo controlar". Pero su problema no es la rapidez con la que viene esa urgencia de eyacular sino la falta de concentración en las sensaciones sexuales que no le permiten posponer esa eyaculación tantas veces como sea necesario.

b. **Causas orgánicas:** Las afecciones urogenitales de la uretra posterior y próstata, alteraciones de tipo neurológico, trastornos degenerativos, alteraciones vasculares, fármacos (antidepresivos, antihipertensivos, estimulantes), desequilibrios hormonales y todas aquellas enfermedades que alteran los mecanismos reflejos de la eyaculación.

c. **Otras causas pueden ser:** Mensajes antisexuales en la infancia, falta de información sexual, presión por parte de la pareja, ambiente familiar problemático, ansiedad, estrés, miedo al fracaso, dificultad en controlar los estímulos.

¿Cómo puede la pareja ayudar al hombre que padece de eyaculación precoz?

La ayuda y colaboración de la pareja es esencial para solucionar el problema de la eyaculación precoz. La participación de la pareja en el tratamiento está indicada y es tan importante que se convierte en un instrumento esencial para garantizar el éxito del tratamiento. Las siguientes maniobras sirven para curar a los hombres que padecen de eyaculación precoz. La mujer, como su pareja, juega un papel muy importante en las técnicas a implementar. Ambos requerirán de mucha paciencia, pero al final y como recompensa disfrutarán de un coito libre y sin alteraciones.

En este tratamiento, que dura aproximadamente de 8 a 10 semanas, las palabras claves son: Autocontrol, Sentir y Aprender a ser operativo.

Primeras maniobras
• **Técnica de parada y arranque con la masturbación:** Se acuestan los dos en la cama y la mujer comienza a estimularle el pene con su mano. De arriba hacia abajo y a la inversa, con movimientos firmes. Cuando él sienta que va a eyacular, debe avisarle con suficiente tiempo y ella detiene la masturbación. Luego se repite el procedimiento al cesar las ganas de eyacular. Repetir hasta alcanzar los 15 minutos por lo menos.

Segundas maniobras
- **Técnicas de parada y arranque con lubricante:** Pueden utilizar el lubricante que más les guste. Es recomendable algún lubricante a base de agua. La mujer se lo coloca en el pene de su pareja y repite los procedimientos anteriores. Esto se hace para aumentar el nivel de dificultad al recrear lo que pasa en la vagina.

Terceras maniobras
- **Técnica de posición femenina superior:** En la que mujer se coloca arriba y él abajo tratando de controlar su eyaculación. Él deberá penetrar con movimientos lentos alternando luego con movimientos rápidos. Un número de 5 a 10 paradas y al final puede eyacular.
- **Técnica de posición femenina superior pero con preservativo:** Él deberá utilizar un condón para que la sensación no sea tan fuerte y no eyacule tan rápidamente.

Cuartas maniobras
- **Técnica tradicional:** Él arriba y la mujer abajo. A esta altura del autotratamiento, él deberá poseer más control de su eyaculación. Él mismo hace las paradas cuando sienta que va a eyacular y continua con los movimientos cuando pasa la sensación. Un número de 5 a 10 paradas y al final puede eyacular.
- **Técnica de posiciones preferidas:** Él ya se controla bastante bien, y por tanto elige la posición sexual que le brinde la mayor excitación. El desempeño de la mujer aquí es menos activo.
- **Culminación con éxito:** Los movimientos de penetración y salida se dan sin correr el peligro de eyacular antes de tiempo. El hombre ya aprendió a controlar la sensación de expulsión del semen como un reflejo. ¡Felicitaciones!

Sobre eyacular sin haberse desnudado

Hola Dr. Sira, ante todo un cordial saludo, le escribo por la siguiente razón: presento un problema, algo que considero muy grave y preocupante para mi: Algunas veces cuando estoy con mi pareja y estamos en juego de besos apasionados solamente, sin tener relaciones, ocurre que tengo una erección y a veces eyaculo, sin existir penetración y mucho menos sin quitarme la ropa.

Tenemos 24 años ambos, siento que tengo una eyaculación precoz, y no sé cómo resolverla. Gerardo, 24 años, Madrid.

El hombre que sufre de eyaculación precoz se caracteriza por tener falta de control sobre el reflejo eyaculatorio, y textualmente manifiesta: "eyaculo mucho antes del tiempo que yo quisiera durar en una relación sexual". Podemos definirla como la "eyaculación persistente o recurrente en respuesta a una estimulación sexual mínima antes, durante o poco tiempo después de la penetración, y antes de que la persona lo desee". Los problemas con su pareja son debidos a que los preliminares son indudablemente cortos, lo cual hace que la mujer no pueda alcanzar una fase de excitación adecuada y por tanto que no pueda llegar al orgasmo a través del coito o penetración.

Este problema requiere terapia sexual como tratamiento de primera elección. La terapia sexual es, fundamentalmente, una terapia de la pareja. El acto sexual es una función de a dos, y por lo tanto, es muy difícil que el hombre solo pueda resolver el problema que afecta a los dos.

Sobre eyacular al momento de penetrar

Hola Dr. Sira, le escribo por lo siguiente: mi novio sufre de eyaculación precoz, apenas introduce su pene en mi vagina eyacula. Él me contó que se había inyectado hormonas femeninas para hacer crecer su cuerpo. Lo quiero mucho y no quiero perderlo, quiero ayudarlo para que salga de ese problema. Mi pregunta es: ¿Eso tiene solución? ¿Qué debe hacer? Gracias. María, 25 años, Barcelona.

Para tener cierto control de la eyaculación se requiere tener conciencia de lo que sucede con los niveles de excitación sexual progresiva que se acumulan a través de las caricias, de los besos y del contacto genital. Es decir, el hombre debe conectarse con las sensaciones que ocurren en su cuerpo durante una relación sexual y en frente de su pareja, para que de esta manera pueda posponer su eyaculación tantas veces como sea necesario y hasta que la mujer este satisfecha y él también. Además debe obviar pensamientos tales como: "miedo a fallar" y "temor a quedar mal ante su pareja".

Sobre eyaculación precoz y medicamentos para la disfunción eréctil

Estimado Dr. Sira, le escribo las siguientes líneas para preguntarle sobre una situación que me esta pasando. Mi problema es que yo he tomado medicamentos tipo Viagra, Levitra y Cialis, alcanzo la erección pero eyaculo muy rápido y luego de esto el miembro se pone flácido y no termino de satisfacer a mi pareja. Oriénteme por favor ¿Qué puedo hacer? Néstor, 56 años, Quilpué.

Lamentablemente la automedicación no te está ayudando a resolver tu problema. Según lo que escribes, tu problema parece ser una falta del control eyaculatorio traducido en tu caso como eyaculación precoz. Los medicamentos que has tomado fueron desarrollados para el tratamiento de la disfunción eréctil y no para problemas del control eyaculatorio. No sigas intentando tomar medicamentos que te recomiendan personas que no tienen idea de cómo se cura este trastorno sexual.

Ejercicios de autoayuda para ambos

- **Para elevar la autoestima sexual**

Todos, en alguna oportunidad nos hemos visto feos frente al espejo. Incluso, es posible que logremos mantener dicha percepción en privado; el problema está en que muchas veces nos sentimos frustrados ante nuestra imposibilidad de cumplir con los cánones estéticos que impone la sociedad, lo cual repercute irremediablemente en nuestra vida sexual.

Para algunos especialistas, la imagen corporal es una construcción cultural, y el hecho de que una persona se sienta o no atractiva es una percepción. Por consiguiente, tanto las virtudes como los defectos de una persona dependen de la autoestima de cada uno. Lo mismo ocurre en el plano sexual.

Estos patrones que se nos han impuesto han generado en algunas personas con baja autoestima, situaciones sexuales desagradables, como por ejemplo: hacer el amor con las luces apagadas o cubiertos de ropa para disimular los "defectos físicos". Esto significa que estos individuos están más atentos a su aspecto que a la actividad sexual en sí misma.

Ejercicios

- **Ampliar la perspectiva:** Visita un museo o alguna galería de arte. Esto te permitirá darte cuenta de que la definición de belleza depende de cada cultura, y verás, además, la gran cantidad de tipos corporales que se han admirado a lo largo de los años.
- **Mirar alrededor:** Ve a lugares donde puedas ver gente "real", exhibiendo su figura sin inhibiciones. Podría ser una playa o un gimnasio.
- **Tratar bien al propio cuerpo:** Debes sustituir los pensamientos negativos que tienes acerca de tu cuerpo, por otros que, en su lugar, lo exalten. Busca tus mejores atributos y afiánzalos con pensamientos positivos.
- **Busca elogios:** Pídele a tu pareja que, con frecuencia, te diga cuáles son las partes de tu cuerpo que más le gustan. Esto te ayudará a sentirte mejor contigo mismo.

• **Concentrarse en el momento:** Cuando estés manteniendo relaciones sexuales, trata de fijar tu mente en la situación, en el placer que sientes y en el que siente tu pareja. Saca de tu mente los pensamientos negativos acerca de tu cuerpo y olvida tus inquietudes.

Sobre la baja autoestima sexual

Estimado Dr. Sira, he perdido muchas oportunidades de tener relaciones sexuales con mujeres. Aunque no evito las relaciones de pareja cuando llega el momento de la intimidad les huyo porque pienso que no les va a gustar mi cuerpo. Considero que mi cuerpo es poco atractivo en comparación con mis amigos. ¿Qué puedo hacer para mejorar este problema? Gracias, Eduardo, 24 años, Valles del Tuy.

Eduardo, para disfrutar de tu vida sexual necesitas confiar en ti mismo. Es fácil, y muy destructivo, compararte con los demás de un modo desfavorable. Si te sientes poco atractivo, te preocupa el tamaño de tu pene o cómo te consideran como amante, será difícil que te relajes al hacer el amor. Sin embargo, si te sientes bien contigo mismo y con tu cuerpo, proyectarás un aura que atraerá a la gente.

Voy a recomendarte la técnica del espejo utilizada desde hace mucho tiempo en nuestros cursos de asertividad e inteligencia emocional con el objetivo de elevar la autoestima de las personas:

Lo primero es evaluar cuáles son las partes de tu cuerpo que te gustan y las que no te gustan: desnúdate ante un espejo de cuerpo entero. Observa tu cara y tu cuerpo con meticulosidad, ponte de lado y estúdiate también de perfil y por detrás. Escribe una lista con tus puntos positivos. Por ejemplo: mis piernas me permiten trasladarme al trabajo y al gimnasio todos los días; tengo el cabello fuerte y sano; tengo el abdomen firme y plano; mi pene tiene un tamaño normal. No temas ser sincero. A continuación confecciona una lista de aspectos negativos de tu cuerpo, como: no me gustan mis piernas delgadas; no me gusta como luce mi cabello; me está saliendo barriga; tengo el pene demasiado pequeño.

Después de analizar tu cuerpo, ponte ropa cómoda para sentirte relajado y reflexiona sobre tu personalidad, emociones y experiencias sexuales. Anota todos los factores positivos que recuerdes; por ejemplo, tengo un gran sentido del humor; parece que a las mujeres les gusta hablar conmigo; no me cuesta encontrar novia; soy cariñoso y fiel; soy sensible ante las necesidades de las mujeres. Finalmente, apunta todas las ideas negativas que te vienen a la cabeza, como: mis relaciones sentimentales no parecen funcionar, no resulto sexualmente atractivo; no soy buen amante.

Ahora examina la enumeración de los aspectos físicos y emocionales negativos y conviértelos en positivos (e incluye alguna solución). Por ejemplo:
*Me está saliendo barriga. Cambia a: reafirmaré el abdomen con una combinación de dieta saludable y ejercicio.
*Tengo el pene demasiado pequeño. Pasa a ser: mi pene es perfectamente normal.
*No soy buen amante. Se transforma en: seré buen amante y disfrutaré del sexo, buscando información sobre el tema o realizando algún curso o taller disponible.

No se trata de mentirte a ti mismo o transformarte en un ser narciso, es cuestión de enfocarte en todos los recursos que posees. No subestimes el poder del pensamiento positivo. Cada día frente al espejo, lee la lista de aspectos buenos que has escrito sobre ti mismo y enuméralos en voz alta para reforzar tu autoestima.

Sobre la baja autoestima sexual

Siempre me ha preocupado resultarle atractiva o sensual a mi novio. Me siento menos mujer que algunas de mis amigas por el tamaño o aspecto de algunas partes de mi cuerpo cuando estoy desnuda. Siempre le pido a mi pareja que apague la luz durante nuestros momentos íntimos o sencillamente uso suéteres largos para que no me vea totalmente desnuda. ¿Qué puedo hacer para superar esto? Sasha, 23 años, Caracas.

Inquietudes como éstas revelan un problema de autoestima sexual que suele afectar las relaciones sexuales de muchas mujeres. Las mujeres que se sienten orgullosas de su cuerpo aunque no tengan las medidas 90-60-90, disfrutan más de su sexualidad, independientemente de que tengan veinte, cuarenta o sesenta años de edad. No basta con la capacidad que tenga su compañero sexual como amante, estimulando sus genitales, desarrollando unos acercamientos preliminares adecuados o aplicando las distintas técnicas para llevarla al orgasmo, la satisfacción femenina depende en buena medida de la propia mujer, ten en cuenta los siguientes factores si quieres mejorar tu placer:

Gústate a ti primero. *Deja de lado el mito de que a los hombres sólo les interesan las mujeres exuberantes. Si eliminas los prejuicios respecto de ti misma, y comienzas a quererte y gustarte, harás que tu pareja y los demás te acepten y se sientan atraídos por ti, tal y como eres.*

Mejora tu imagen. *Una buena salud, figura e imagen nunca están de más, y ayuda a mejorar la autoestima sexual. Sigue una dieta saludable, haz ejercicio físico y cómprate ropa y maquillaje adecuados, y aprende a ver las facetas positivas de tu cuerpo en lugar de tus defectos.*

Manifiéstale a él lo que te gusta. *Si sabes lo que te gusta y excita, podrás mencionárselo a él y mejorar tu satisfacción sexual.*

- **Para mejorar la excitación**

Lo más recomendable es concentrarse e integrarse al juego sexual. Olvidarse de los tabúes, del trabajo, la casa, los niños. Además dejar de cuestionar el propio desempeño con preguntas como: "¿Lo estoy haciendo bien?" "¿Me estaré moviendo bien?" o ¿Le gustara a él?". Todo esto con el fin de llegar a la etapa orgásmica y cerrar el ciclo, por que de lo contrario se pueden presentar efectos secundarios como dolor de cabeza, espalda y bajo vientre.

Hay que destacar que cuando una pareja decide realizar el acto sexual ambos van buscando el placer. Pero al final, la meta es llegar a él por separado. Es importante que cada quien se responsabilice de su papel. Nada de echar culpas y decir: "no pude porque mi pareja no me ayudó". La mujer a lo suyo y el hombre también. Para ello, nada mejor que deslastrarse de creencias erróneas, desinhibirse e integrarse al máximo juego amoroso.

Ejercicios para mejorar la excitación

- **Besos variados:** Cambia la forma y la intensidad de tus besos jugando con la lengua y los labios. Prueba distintas combinaciones. Besa sólo con la punta de la lengua, acaricia sólo su labio.
- **Conversación telefónica:** Cuando hables por teléfono deja ir en medio de la conversación alguna frase picante como: en estos momentos desearía desnudarte lentamente... ya veras como después de oír esto cambia el tono de su voz.
- **Acariciar los genitales inesperadamente:** Mientras tu pareja está hablando por teléfono con un amigo o amiga, acaricia suavemente sus genitales. Verás como en esta situación comprometida se excita más de lo normal.
- **Cena afrodisíaca:** Prepara una bandeja con un surtido de espárragos, caviar, ostras frescas, dos copas de cava y cena en la cama. Toma con las manos lo que te apetezca y sírvelo directamente en la boca del otro.

- **Cocina erótica:** Ponte un delantal para cocinar sin nada debajo y prepárale una suculenta cena.

- **Besos apasionados:** Los besos son muy importantes para toda mujer, y especialmente durante las relaciones sexuales. Siempre es una buena idea empezar las relaciones sexuales con un apasionante beso.

- **Los senos son completamente sensibles:** No los trates con rudeza, no los aprietes, no los muerdas con fuerza. Préstale tu atención a todo el seno y no sólo al pezón. Muchos hombres piensan que sólo la estimulación del pezón excita a la mujer. Los besos y caricias en todo el seno ofrecen sensaciones muy placenteras y excitantes.

- **La estimulación manual del clítoris:** Cuando estimules manualmente el clítoris, no lo hagas con fuerza. El clítoris es tan o más sensible que el glande de un hombre. Algunas mujeres no toleran la estimulación directa de él a menos que se encuentren muy excitadas. Al principio, estimula las zonas alrededor del clítoris, y progresivamente, a medida que ella se excite más, estimúlalo directamente.

- **Lubricación del clítoris:** Durante la estimulación manual del clítoris, es muy importante que la zona genital esté bien lubricada. Si no lo está, es muy probable que le causes dolor. Antes de estimular los genitales: acaricia, besa y toca otras zonas de su cuerpo. Esto ayudará a que la mujer se excite y que sus genitales empiecen a lubricar.

- **Sexo oral:** El clítoris, como ya los hemos mencionado, es muy sensible, y lo mismo aplica para el sexo oral. Durante el sexo oral no vayas directamente al clítoris, primero besa las zonas circundantes y gradualmente dirígete a él. Como los senos, el clítoris debe ser tratado con cariño, no lo muerdas, ni lo estimules con rudeza. La clave es empezar lento y prestarle atención al lenguaje corporal de tu pareja, a medida que veas que ella se excita más, puedes estimularlo con un poco más de intensidad y rapidez. El clítoris, después del cerebro, es el órgano sexual femenino más importante. Difícilmente, si éste no es estimulado correctamente, se logrará satisfacer a la mujer o llevarla al orgasmo.

- **Posición por detrás:** Los hombres por lo general disfrutan mucho penetrando a la mujer desde atrás. Sí, muchas mujeres también disfrutan de esta posición, pero hay que tener presente que no es la única que existe. No basen todas sus relaciones sexuales en esta posición. Las mujeres disfrutan mucho del contacto visual, y esta posición hace difícil que esto se pueda lograr.

• **Ensayar distintas posiciones:** Existen muchas variaciones, y éstas, debido al ángulo de penetración, posición de la vagina o estimulación que recibe el clítoris, producen distintas sensaciones en la mujer. Inclusive, algunas posiciones ayudan a que la mujer llegue al orgasmo con más facilidad o que logre varios orgasmos en una noche. No lo olvides, en la variación está el gusto.

• **El momento ideal para la penetración:** Nunca intentes penetrar a una mujer sin estar 100% seguro de que su vagina se encuentre lubricada. Toda la excitación de ese momento puede esfumarse con la sensación de dolor que experimentará tu pareja. Algunas mujeres tardan en lubricar, mientras que otras tienen dificultad para hacerlo.

• **Para aumentar la concentración**

¿Qué pensaría usted si yo le dijera que el cerebro es nuestro mejor órgano sexual? Pues sí, nuestro cerebro tiene la capacidad de ayudarnos en nuestra respuesta sexual inmensamente o de sabotearnos cuando no estamos claros o no tenemos la información adecuada acerca de nuestro funcionamiento. El condicionamiento que se le da a la mujer, social y culturalmente, desde muy pequeña está ligado a la negación: "No abras las piernas", "los hombres lo que quieren es eso", "no dejes que te toquen", "lo que haces está mal", etc. Por lo tanto ese aprendizaje que quizás fue funcional en nuestro desarrollo pudiera ser decisivo en el disfrute de nuestra vida sexual adulta. Debido a esto se hace necesario eliminar las creencias erróneas acerca de nuestra sexualidad, desinhibirnos e integrarnos al máximo a lo que sentimos en ese momento.

Ejercicios para aumentar su concentración

• **Solicitar ayuda siempre que sea necesario:** Pide ayuda siempre que sea necesario. En el área sexual hay formados especialistas que pueden ayudarle en sus dudas, temores y falta de información.

• **Evitar envolverse en tensiones excesivas**: Si tiene una pequeña falla durante el coito, espere un poco, trate de retomar la calma y después retorne a la acción.

• **No ser inflexible con usted mismo:** Comprenda que los principios y convicciones inflexibles pueden ser un gran peso que no le permita disfrutar su sexualidad. Permítase una falla de vez en cuando.

• **Alejar los temores y las perturbaciones:** Aléjate de la vergüenza, las culpas, y creencias erróneas. Es decir, actuar sin factores psicológicos y sociales que interfieran en la relación sexual.

• **El cerebro es la clave:** En el aspecto sexual, el papel del cerebro es la clave. Evita pensamientos como: "lo que haces está mal", "estas defraudando a tu familia", "no te vas a casar nunca si lo haces de soltera", etc. Olvida todo esto, y ¡disfruta!

- **Para mejorar la vida sexual**

Hay un aspecto preciso que las parejas deben tomar en cuenta: un pene erecto no hace sólida la relación como tampoco lo hace una vagina húmeda. Se debe evitar el concepto errado de la genitalización de la sexualidad, donde todo se reduce a pene, vagina y penetración. Existen muchos aspectos a tomar en cuenta para ayudarnos a mejorar la vida sexual en pareja:

- La procreación no debe dejar de lado el placer. Algunas veces cuando las mujeres están concentradas en tener un bebé, el sexo se convierte sólo en el medio para lograrlo, y se olvidan del placer, cambiándole el sentido a la sexualidad.
- Del 20% al 30% de las mujeres orgásmicas alcanzan el clímax a través de la penetración vaginal únicamente. Amigo, tienes que conocer cómo alcanza placer tu pareja antes de asumir que lo va a alcanzar sólo con tu pene en su vagina.
- ¿Qué tan larga es la vagina de una mujer? Pues, con la suficiente estimulación sexual es tan grande como el pene del hombre. La vagina se adapta al pene que la está penetrando en ese momento.
- Buscar diferentes lugares donde hacer el amor. Como por ejemplo: encima de la lavadora, ya que produce vibraciones que pueden mejorar las sensaciones. El hombre es el que tiene que yacer encima de la lavadora, ya que el movimiento de la misma será transmitido a través de su pelvis, convirtiendo a su órgano sexual en un vibrador de carne y hueso.
- Aclaratoria: El clítoris no es un pene pequeño, la estimulación inicial de este órgano femenino es placentera pero en exceso provocará molestia y rechazo. No es como estimular el pene, donde una estimulación prolongada puede llegar a ser tan placentera que algunos hombres llegan a eyacular.
- El coito cnal es la forma menos practicada de la sexualidad anal. Hay muchas formas de disfrutar eróticamente el ano. Las técnicas más comunes incluyen tocar el orificio anal mientras se masturban o manipulan los genitales de la pareja; estimular el ano de la pareja durante el coito o el método orogenital. Algunas personas disfrutan la sensación de un dedo

-propio o de su pareja- insinuado en el orificio anal y rotado suavemente. Otros prefieren la inserción de un dildo (pene de goma) o vibrador en el canal anal hasta el recto.

• No se debe menospreciar el post-coito, lo recomendable es aprovechar las sensaciones remanentes, aplicar métodos de estimulación poco intensos y comunicación con tu pareja.

• Secreto sexual: Préstale atención a tu pareja y hazla sentir querida durante la relación sexual. Es muy importante que sienta que está contigo en ese momento y no con alguien apresurado de salir del encuentro.

Es fundamental desechar la siguiente serie de falsas creencias, y prejuicios negativos en torno a la sexualidad:

• **"Si tu vida en pareja anda bien, no tendrás problemas sexuales."** Aunque quieras mucho a tu pareja y te lleves perfectamente bien con ella en las demás áreas de tu vida, eso no quiere decir que tu vida sexual vaya a funcionar a las mil maravillas. Muchos trastornos sexuales ocurren en parejas enamoradas.

• **"Si eres viejo no se te para…."** Falso, los problemas para que un hombre alcance la erección de su pene pueden presentarse a cualquier edad. La causa más frecuente en los jóvenes es psicológica y la causa más frecuente en mayores de 50 años es física, aunque con gran frecuencia a partir de esa edad se pueden ver las dos causas combinadas.

• **"Comparar el tamaño del pene del hombre con sus pies o dedos de la mano."** No existe ninguna correlación anatómica entre el tamaño de ninguna parte del esqueleto y el órgano sexual del hombre.

• **"Pensar que por el hecho de ser mujer al no tener orgasmos la culpa es de su pareja."** El placer femenino no depende del hombre solamente, la mujer tiene que ser activa y estar dispuesta a disfrutar.

• **"Si nunca he tenido orgasmos eso se resolverá algún día con mi pareja."** Muchas mujeres piensan que no necesitan asesoría en este aspecto. Diversas encuestas han llegado a un hallazgo impresionante: Un alto porcentaje de las mujeres no alcanzan el orgasmo (ni lo alcanzarán si no buscan ayuda especializada).

• **"Una mujer no puede tener sexo mientras está embarazada."** No hay incompatibilidad entre el embarazo y el ejercicio de la función sexual. Las relaciones sexuales en esta etapa se pueden realizar desde el momento de la concepción hasta el mismo día del parto, siempre que exista el deseo y no existan complicaciones.

- **¡Un hombre siempre debe dejar satisfecha a su pareja!** A veces no importa que tan buen amante sea el hombre, la mujer puede estar predispuesta a no tener un orgasmo en ciertas circunstancias, como por ejemplo cansancio, falta de concentración o incapacidad real de alcanzar orgasmos.

- **"El sexo sin penetración vaginal, no es sexo."** Cuantas veces nos hemos encontrado pensando: "sólo nos besamos y nos acariciamos, no tuvimos sexo". La sexualidad consiste en la experiencia de todos los sentidos y aunque la penetración es una parte muy importante y placentera de la relación sexual, la idea no es reducir la vivencia a la presencia o no de coito porque nos estaríamos perdiendo la parte deliciosa del vínculo.

- **"Las mujeres pierden su deseo sexual después de la menopausia."** Después de la menopausia se pueden ver mujeres con aumento de su deseo sexual al liberarse del temor a quedar embarazadas. A pesar de la caída de sus niveles hormonales en esta etapa de sus vidas el disfrutar de su sexualidad es una cuestión de actitud mental.

- **"La calidad de las relaciones sexuales empeora con la edad."** Tanto para los hombres como para las mujeres esto es completamente falso, la respuesta sexual es diferente, no peor, después de los cincuenta años. En el caso de los hombres, el tiempo para alcanzar una erección será mayor, pero una vez alcanzada podrá culminar con éxito su encuentro sexual.

- **¡La ausencia de sensaciones significa ausencia de sentimientos!** Las personas con lesiones de la medula espinal que tienen afectada su sensibilidad de la cintura hacia abajo, no están afectadas en sus sentimientos pudiendo amar con intensidad y pasión. Además de eso, en la actualidad con la ayuda sexológica adecuada, pueden recuperar parte de su sexualidad.

- **"Un hombre experimentado puede detectar el orgasmo de una mujer."** Hay algunas señales evidentes, pero no siempre son garantía de que ella haya alcanzado el orgasmo. Cada mujer es distinta, así como cada ocasión es distinta.

- **"Las personas con problemas cardíacos o de otra índole deben evitar la actividad sexual."** Cualquier persona que padezca una enfermedad crónica puede tener vida sexual siempre y cuando lleve un control médico adecuado y tome en cuenta sus limitaciones al momento del encuentro sexual.

- **"Un hombre al no excitarse con sólo ver a su mujer, tendrá muchas dificultades para hacerle el amor."** La estimulación sexual es muy importante en una relación sexual, muchos hombres omiten la fase de besos y caricias, generando por lo tanto problemas en su excitación sexual inicial.

- **"El sexo siempre es espontáneo y natural."** A veces es necesario planificar sesiones de sexo, sobre todo en las parejas que llevan mucho tiempo juntos, con elementos especiales de seducción y conquista, para recuperar sensaciones anestesiadas y experiencias que por la rutina se fueron perdiendo.

- **"El pene de mi pareja me va a lesionar o desgarrar."** Temor sexual en algunas mujeres que inician relaciones sexuales. Este tipo de pensamiento en la mujer que desea comenzar su vida sexual es causa frecuente de vaginismo y matrimonios inconsumados. Si ese es su caso y lleva más de seis meses de intentos lo mejor es consultar un especialista en sexología.

- **"Si una mujer no lubrica lo suficiente o un hombre no tiene una erección inmediata es que no están excitados."** Cada persona tiene su tiempo para que las señales sexuales de excitación aparezcan.

- **"La masturbación no tiene lugar en una vida sexual sana."** Es todo lo contrario, una vida sexual plena involucra la masturbación.

- **"El sexo con tu pareja nunca volverá a ser tan excitante como al principio de la relación."** Esta es otra creencia falsa, si hay confianza y amplitud de horizontes, el sexo puede ser cada vez mejor.

- **"Es malo tener sexo cuando la mujer está menstruando."** No existen razones médicas para abstenerse del sexo durante la menstruación femenina.

- **"Las fantasías sexuales indican que algo anda mal con la relación."** Por el contrario, enriquecen la relación y añaden variedad e intensidad al sexo.

- **"A las mujeres no les gusta el sexo."** A las mujeres les gusta el sexo tanto como a los hombres, pero la sociedad las ha reprimido en este aspecto.

- **"Los hombres alcanzan su apogeo sexual en la adolescencia."** La sexualidad del hombre maduro es tan satisfactoria como la del joven. A medida que el hombre envejece puede sufrir algunos cambios en su respuesta sexual pero eso no implica disminución del placer ni incapacidad para su disfrute.

- **"El sexo oral es para los muy jóvenes."** Una de las maniobras utilizadas para alcanzar placer y/o el orgasmo es el sexo oral, la cual se puede practicar a cualquier edad.

- **"El coito es el único tipo de actividad sexual que cuenta, todo lo demás no es sexo."** Totalmente falso, existen distintas maniobras a escoger para alcanzar el orgasmo, entre ellas tenemos: penetración vaginal, sexo oral, masturbación mutua, penetración anal. A través de ellas es posible lograr el placer para ambos.

Dr. Sira ¿Mi pareja y yo a veces tenemos problemas para satisfacernos mutuamente debido a que nuestros movimientos no están coordinados. Por favor, podría decirme a qué se debe esto y qué podemos hacer para mejorarlo. Oscar, 18 años. Maracay.

Sobre desajuste coital en la pareja

Rafael, esto se debe al llamado síndrome de pobre ajuste coital, que es cuando una pareja no sabe cómo moverse. Es decir, que los movimientos pélvicos son incoordinados. Les recomiendo comenzar por tratar de coordinar los movimientos hacia delante y hacía atrás acompasadamente.

Dr. Sira ¿podría darme algunos ejercicios para mejorar mi vida sexual? Miroslava, 21 años, Maracay.

Sobre pareja sexualmente compatible

Una pareja sexualmente compatible ha aprendido a dar variedad a sus relaciones íntimas, rodea al sexo de cierto romanticismo, se dice palabras cariñosas antes y después del sexo, y conserva el mismo entusiasmo por el sexo que al principio. También considera la relación íntima una parte muy importante de su matrimonio, practica el sexo con regularidad, pero no de forma rutinaria y lo hace siempre de mutuo acuerdo. Asimismo cualquiera de los miembros de la pareja se siente en libertad de iniciar los avances amorosos cuando así lo desea, con la seguridad de que el otro responderá a ellos. Si falta cualquiera de estos elementos en tu vida sexual de pareja, es tiempo de hacer una revisión de fondo.

Soy una chica de 18 años de edad, no he tenido relaciones sexuales todavía, pero tengo un novio. Con él ya tengo

Sobre lo básico a saber en una relación sexual

aproximadamente año y medio, y hemos llegado al punto en que no aguantamos más, es por ello que le escribo estas palabras, necesito de su guía. Quiero que todo sea placentero tanto para él como para mí y lo más importante, que lo que hagamos no nos vaya a traer ningún tipo de consecuencia. Marta, 18 años, Buenos Aires.

Cuando una pareja decide mantener relaciones sexuales sin estar casados se ubica en las conductas socialmente rechazadas y cuando lo hacen una vez casados los englobamos dentro de las conductas socialmente aceptadas. En el primer caso, el mantener relaciones sin estar casados sería una conducta fisiológica, es decir tu capacidad de funcionamiento sexual está preservada pero es socialmente rechazada. Esta situación podría provocarte conflictos a ti y a tu pareja derivados de grandes sentimientos de culpa; mientras que en el segundo caso el mantener relaciones sexuales después del matrimonio sería una conducta también fisiológica, pero es socialmente aceptada y no te generará ningún conflicto. Por lo tanto, si decides comenzar a mantener relaciones sexuales sin casarte debes entender que tienes que asumir las probables consecuencias sociales y tomar las precauciones necesarias en el área de tu salud sexual y reproductiva. ¿Estás dispuesta a asumir esas consecuencias responsablemente? Si tu respuesta es sí, continuemos. (Si tu respuesta es no, deberás resolver el conflicto primero.)

En el aspecto sexual, la influencia moral sobre el cerebro es clave. Sobre todo por el condicionamiento negativo social, cultural, y moral que se le da a la mujer, como lo hemos mencionado anteriormente.

¿Qué pensaría usted si yo le dijera que el cerebro es nuestro mejor órgano sexual? Pues sí, nuestro cerebro tiene la capacidad de ayudarnos en nuestra respuesta sexual inmensamente o de sabotearnos cuando no estamos claros o no tenemos la información adecuada acerca de nuestro funcionamiento. Ese condicionamiento está ligado a la negación: "No abras las piernas", "los hombres lo que quieren es eso", "no dejes que te toquen", "lo que haces está mal", etc. Por lo tanto ese aprendizaje (que quizás fue funcional durante nuestro desarrollo) en el disfrute o no de nuestra vida sexual adulta, es decisivo. Debido a esto se hace necesario eliminar las creencias erróneas acerca de nuestra sexualidad, desinhibirnos e integrarnos al máximo a lo que sentimos en ese momento.

- **Para mejorar tu vida en pareja.**

- **Dile a tu pareja lo que quiere escuchar.** Las tres cosas que más les gusta oír a las mujeres por parte de un hombre son: "Me muero por verte", "Me encanta despertar junto a ti" y "Te compré algo".
- **Los detalles son importantes.** Regalar flores o chocolates todavía se usa, también el invitarla a cenar o llamarla y estar pendiente de ella durante el día.
- **Amiga, nunca le digas a tu pareja "tienes el pene chiquito".** Un pene pequeño mide menos de 8 centímetros en estado de erección, un pene normal mide de 9 a 15 centímetros y un pene grande mide más de 16 centímetros.
- **Amiga, aprende a recibir elogios.** Si tu pareja te dice algo bonito de tus senos no te preguntes: "¿Será que no le gusta mi trasero?".
- **Evita problemas del pasado.** Amigo, por más alarde que quieras hacer de tu vida sexual no le hagas referencia a tu pareja del sexo que has tenido con otra persona. Evita problemas.
- **Variedad en la intimidad.** Una pareja sexualmente compatible ha aprendido a dar variedad a sus relaciones íntimas, rodea al sexo de cierto romanticismo, se dice palabras cariñosas antes y después del sexo, y conserva el mismo entusiasmo por el sexo que al principio.
- **La intimidad es fundamental.** Una pareja sexualmente compatible considera la relación íntima una parte muy importante de su matrimonio, practica el sexo con regularidad, pero no en forma rutinaria y lo hace siempre de mutuo acuerdo. Asimismo cualquiera de los miembros de la pareja se siente en libertad de iniciar los avances amorosos cuando así lo desea, con la seguridad de que el otro responderá a ellos.
- **Preservar la individualidad.** Te permitirá seguir desarrollándote como persona y conservarás cierto misterio a los ojos de tu pareja.
- **Comprender la postura del otro.** No generalices de manera injustificada y ten en cuenta que el otro también tiene su parte de razón.
- **Cuidar la comunicación.** Es importante saber qué piensa y cómo se encuentra tu pareja. Procura escuchar y no precipitarte en la calificación de lo que hace o dice.

- **Aclara las discrepancias.** Si no te gusta cómo se comporta tu pareja díselo con claridad.

- **Acerca posiciones.** Comprueba que las metas que persigue en su vida y más concretamente en la relación van en la misma dirección para ambos.

- **La confianza en la pareja.** La confianza conjuntamente con el respeto son los pilares básicos de las relaciones de pareja. Respeta al otro. Permítele ser como desee y no intentes cambiarlo. Sé consecuente con lo que has elegido, pues ya sabías con quien decidiste compartir tu vida.

- **Evita la dependencia emocional.** Nadie ha venido al mundo para complacer sólo a su pareja. Es una situación que a la larga perjudica a ambos.

- **Comunícale al otro tus preferencias sexuales.** Cada sexo posee un erotismo propio cuyas necesidades conviene conocer para satisfacerlo.

- **Negocia las reglas de la relación con tu pareja.** Es importante aclarar las reglas en las que se va a basar la relación. Hablad de vuestros asuntos con franqueza.

¿A QUIÉN ACUDIR SI NECESITAS AYUDA?

Terapia sexual ¿en qué consiste?

El acto sexual es una función de dos, y por lo tanto, es muy difícil que un solo miembro de la pareja pueda resolver el problema que afecta a los dos. La terapia sexual es, fundamentalmente, una terapia de pareja y las siguientes, son las características comunes a todas las formas de terapia sexual:

- La terapéutica en general es breve, pero no siempre.
- La terapia se efectúa preferentemente con ambos miembros de la pareja.
- Se prescriben ejercicios de comunicación, sexuales y no sexuales, verbales o corporales, que deben llevarse a cabo en el hogar.
- El terapeuta señala aspectos pertinentes en relación con el problema sexual. También señala sucesos anteriores que tienen relación con el mismo.
- Se prescribe un examen médico previo para descartar cualquier disfunción orgánica, no solucionable por medio de estas técnicas.
- En las sesiones, la información sexológica se completa con libros y videos.

Sobre qué orienta y cómo trata un sexólogo

Hola Doctor Sira, desde que me casé vengo padeciendo problemas sexuales que han terminado en grandes problemas de pareja con mi esposo. Me ha pasado por la cabeza asistir a una terapia sexual y de pareja con un sexólogo o algún consejero matrimonial, pero la verdad, creo que si no lo puedo solucionar con mi esposo, nadie ajeno a nuestra relación de pareja lo hará. Llevo meses leyendo su columna y quisiera su opinión acerca de mis problemas y como solucionarlos, gracias. Soraya, 33 años, Caracas.

Algunas veces las personas se preguntan qué ocurre realmente en una terapia sexual o en una terapia por discordia marital. ¿Cómo trabaja esto? ¿Cuánto demora? ¿Quién habla todo el tiempo y quién hace todo el trabajo? ¿Qué debe esperar una mujer, un hombre o una pareja cuando se sienta y habla con un sexólogo? Usted debe saber que la per-

sona que la entrevista está tratando de resolver el problema a fondo. En otras palabras, esa persona quiere que usted crezca y mejore tan rápido como sea posible, y así usted no necesitará más de su pericia. La esperanza del terapeuta es que usted aprenda de la experiencia, para que en la ocasión de enfrentar esos problemas en su vida sea capaz de extraer los conocimientos y recursos nuevos que ha acumulado.

Su terapeuta no hará todo el trabajo, su papel es capacitarla(o) para tomar decisiones saludables, descubrir la información que le faltaba y ponerla a funcionar en su vida. Un terapeuta funciona como recurso, como guía que le orienta cómo aplicar lo que usted ha aprendido. No espere que su terapeuta resuelva todas las dificultades por usted, o que le diga: "Ahora, debes hacer esto y esto exactamente". Algunas veces he oído a pacientes decir: "Sí, sé que usted no me va a dar una respuesta directa. Va a decir: "¿Qué cree usted que puede hacer en esta situación?", o "¿Cuáles son sus opciones?" "¿Cuál es su opinión?". A menudo esto es verdad. Pero otras veces el terapeuta dará directrices definidas, aunque quizás lo haga de una manera más indirecta, como por ejemplo: "¿Ha considerado probar esto...?".

El terapeuta podrá ofrecer sugerencias, opiniones, guía, ayudarla(o) a explorar opciones y recomendarle nuevos pasos para que los siga por sí misma(o). Pero la decisión final es suya. Quizás una de las mayores frustraciones que un terapeuta experimenta es que tantas personas esperen tanto tiempo para buscar ayuda, o que vacilen por temor. Muchas personas se preguntan: "¿Qué pensarán los demás de mí si voy a una terapia sexual o a una terapia por discordia marital?" "¿Me creerán menos?" "¿Qué pensará mi terapeuta de mí después de escuchar todas mis intimidades?"

Un terapeuta no está sentado para juzgar. Él está allí para ayudarla(o), y verdaderamente no importa lo que otros piensen de usted si va a terapia. Ellos no son "expertos en usted" ni sus jueces. La mayoría podrían aplaudirla(o) por haber tenido el coraje de ir. Si usted piensa que necesita ayuda no permita que su temor o sus creencias erróneas la(o) paralicen.

INSTITUCIONES ¿CÓMO CONTACTAR EN LA WEB?

- **En España:**

  - Federación española de sociedades sexológicas: www.fees.org.es

  - Asociación estatal de profesionales de la sexología: www.aeps.es

  - Asociación española de sexología clínica: www.aesc.com

- **En Argentina:**

  - Sociedad argentina de sexualidad humana. www.sashorg.com.ar

- **En Venezuela:**

  - Unidad Sexológica del Este: www.sexologica.com

  - Centro de Investigaciones Psiquiátricas, Psicológicas y Sexológicas de Venezuela: www.cippsv.com

  - Unidad de Terapia y Educación Sexual: www.utesve.com

- **Internacional:**

  - Federación Latinoamericana de Sociedades de Sexología y Educación Sexual: www.flasses.org

  - Asociación Mundial para la Salud Sexual: www.worldsexology.org

  - Asociación Mundial de Psiquiatría: www.wpanet.org

  - Sociedad Latinoamericana de Medicina Sexual: www.slamsnet.org

  - Sociedad Internacional de Medicina Sexual: www.issm.info

• Charlas de sexualidad

El Dr. Miguel Sira ofrece diversos servicios, como terapias individuales, de pareja y de grupo.

Dentro de este ciclo de actividades, se encuentras sus charlas semanales. Las cuales se inician con una breve introducción acerca del tema del día, y luego de esto los asistentes participan con preguntas o comentarios, lo cual hace de esta actividad una experiencia interactiva. Finalizamos la actividad con las respectivas conclusiones y recomendaciones acerca de ese tema por parte del Dr. Miguel Sira.

> Algunos de los temas que se tratan en estas charlas se enuncian a continuación:
> * No le tema a la edad. El mejor sexo a los 20, 30, 40, 50 y 60 años.
> * Disfunciones de la vida erótica en hombres.
> * Disfunciones de la vida erótica en mujeres.
> * Los mejores secretos sexuales entre sábanas...
> * Cosas que debes hacer en el sexo antes de que te mueras.

• **Charlas para solteros**

Cada sesión de este curso está diseñada para desarrollar un conjunto de destrezas, actitudes, habilidades y competencias que determinarán la conducta del soltero, sus reacciones y estados mentales.

La razón de ser de ambas actividades esta concebida bajo las bases del poder que tiene el aprendizaje social en grupos de personas que comparten una búsqueda e intereses comunes.

Los beneficios que puedes obtener al asistir a nuestras actividades son: socializar con personas que tienen tus mismos intereses y aspiraciones, profundizar en aspectos de tu personalidad y/o comportamiento que entorpecen la comunicación con otras personas así como analizar las dificultades más comunes que tenemos al momento de elegir a la pareja adecuada o en el mantenimiento de esa relación.

En esas charlas para solteros el Dr. Sira trata de abordar diversas temáticas:

- Si usted pudiera vivir su vida de nuevo, ¿qué tipo de persona buscaría como pareja?
- Sepa qué lo acerca y qué lo aleja en su búsqueda de pareja.
- Nunca se es demasiado viejo para encontrar pareja.
- Tus debilidades y fortalezas al momento de seducir. ¿Cómo mejorarlas?
- El que no busca no encuentra (cómo, dónde y cuándo buscar una pareja).
- Los miedos que tengo a estar solo versus los miedos que tengo a tener pareja.
- Cortejo, pareja y compromiso. ¿Qué dispuesto estoy a eso?
- Relaciones de pareja tormentosas. ¡Cómo desenamorarse!

- **Curso de inteligencia sexual y emocional**

APÉNDICE II

Este curso está dirigido a personas que desean desarrollar la capacidad para manejar correctamente sus emociones y sus propios estados internos y, como consecuencia, su vida intrapersonal, interpersonal y sexual.

Este curso trata diversos temas, como los siguientes:

- Fundamentos básicos de la inteligencia emocional.
- ¿Qué es inteligencia intrapersonal e interpersonal?
- ¿Qué es inteligencia sexual?
- ¿Qué son las emociones y como tenerlas al servicio personal?
- Asertividad.
- Autoestima. ¿Qué es y como mejorarla?
- ¿Cómo formular y recibir un elogio o una crítica?
- Contradiga y ataque: estrategias para repeler los ataques y tácticas para el contraataque, tales como disco rayado, compromiso viable, libre información, autorevelación, omisión, banco de niebla, interrogación asertiva.
- Sea sexualmente inteligente, y tenga una mejor vida sexual.
- Los tres pilares fundamentales de la inteligencia sexual.

- **Inteligencia emocional para solteros**

Este curso trata diversos elementos del área emocional de las personas, entre ellos:
- Inteligencia emocional:
  1. Introducción teórica
  2. Definición
  3. ¿Para qué sirven las emociones?
  4. Diferencias entre pasividad, agresión e inteligencia emocional.
  5. Cuando nuestras emociones y pasiones aplastan la razón.
  6. Armonía entre emoción y pensamiento ¿es posible?

- **Manejo del nivel de angustia:**
  1. Escala de angustia
     - 0: Situación de tranquilidad.
     - 100: Situación de máxima angustia.
  2. ¿Cómo calcular el nivel de angustia?
  3. Utilidad práctica de la escala.

- **Autoestima:**
  1. Técnica del espejo (verbalizar sólo cosas positivas de aspectos de su vida y personalidad frente a un espejo).

- **Improvisación:**
  1. Cómo improvisar diversos temas en una conversación cualquiera.
  2. Aprender a manejar una diversidad de temas en una conversación cualquiera con alguien que usted quiera abordar.

- **Abordaje efectivo a posibles parejas:**
  1. ¿Cómo realizar un abordaje efectivo a una posible pareja?
  2. Ensayo conductual (Cada participante desarrollará diferentes abordajes a posibles parejas).

- **Autobiografía:**
  1. El participante estará en capacidad de exponer un bosquejo de su vida en el cual incluya un tópico difícil sin conflictuarse con el entorno.
  2. Desarrollar un bosquejo de su vida en el cual incluya un tópico difícil sin conflictuarse con el entorno.

- **OTROS SERVICIOS DISPONIBLES**

El Dr. Miguel Sira ofrece terapias sexuales individuales, para parejas y para grupos. Y las citas se pueden obtener en persona (directamente en el consultorio), telefónicamente o vía mail.

Adicionalmente, se proveen otros servicios, como:
- Videos instructivos de sexualidad.
- Libros para consulta
- Discos compactos de relajación muscular.
- Talleres vivenciales de pareja.

COMPARTA SU EXPERIENCIA CON EL DOCTOR SIRA

Si considera que puede ser de interés para la mejora del conocimiento de la sexualidad humana, el doctor Sira estará encantado de documentar un caso singular relacionado con este tema que usted haya conocido o experimentado. Envíenos su historia en un par de folios y, si es seleccionada, será publicada en un próximo libro, alterando los nombres reales, con la valoración del doctor Sira (miguelsira.com). Puede enviarnos ese relato a info@robinbook.com.

Otros títulos de la colección:

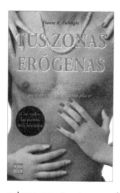

Tus zonas erógenas
Yvonne K. Fulbright

Un libro fundamental para mejorar nuestra sexualidad
Esta guía, práctica y amena, proporciona a los lectores una visión muy completa y a la vez divertida y erótica de las zonas erógenas del cuerpo humano. El libro muestra en profundidad nuestra naturaleza sexual, mucho más allá del «qué hay aquí» y «cómo estimularlo», integrando prácticas de las más diversas disciplinas, como el tantra, el yoga, la reflexología y la digitopuntura. Un viaje por las distintas regiones del cuerpo humano para descubrir paraísos personales y experiencias sexuales maravillosas.

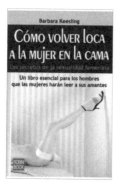

Cómo volver loca a la mujer en la cama
Barbara Keesling

Un libro que, además de proporcionar toda la información necesaria para asegurar el éxito entre las sábanas, permitirá ampliar de forma inimaginable el placer sexual de la pareja
Una completa guía con innumerables y atractivas sugerencias prácticas, explicadas al detalle. Con ejercicios destinados a perfeccionar las habilidades táctiles (para proporcionar satisfacción mutua), a mejorar la respiración y a alcanzar orgasmos múltiples (que ya no serán exclusivos de las mujeres). Incluye también un programa de entrenamiento de tres semanas para aprender a controlar y prolongar el placer sexual.

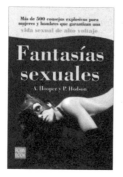

Fantasías sexuales
A. Hooper y P. Hodson

Más de 500 explosivos consejos para garantizar una vida sexual plena eléctrica para él y para ella
Contra los peligros de la rutina que amenaza la salud de nuestra sexualidad, este libro propone cientos de consejos, trucos y fantasías para conocer y acceder mejor a nuestros deseos, disfrutar más con nuestros juegos sexuales y estimularnos en muchos sentidos. Además, los autores desmitifican tabúes ayudándonos a superar bloqueos psicológicos que influyen no sólo en la práctica del sexo, sino también en la aproximación sexual y el flirteo.